图解中医美容技法丛书

埋线

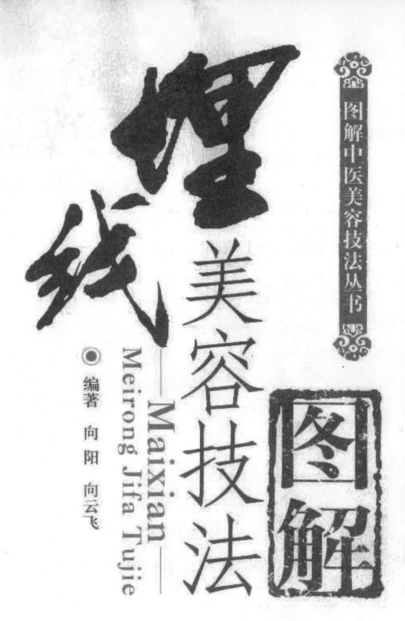

美容技法

Maixian

Meirong Jifa Tujie

图解

◎编著

向阳 向云飞

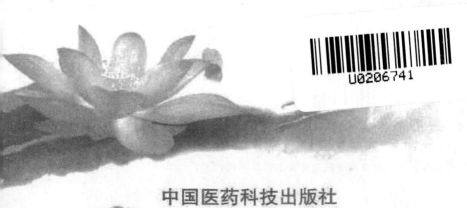

U0206741

中国医药科技出版社

图书在版编目（CIP）数据

埋线美容技法图解/向阳，向云飞编著 . —北京：中国医药科技出版社，2012.7

（图解中医美容技法丛书）

ISBN 978 - 7 - 5067 - 5233 - 6

Ⅰ.①埋…　Ⅱ.①向…　②向…　Ⅲ.①美容—埋线疗法—图解　Ⅳ.①R245.9 - 64　②TS974.1 - 64

中国版本图书馆 CIP 数据核字（2011）第 224701 号

美术编辑　陈君杞
版式设计　郭小平

出版　中国医药科技出版社
地址　北京市海淀区文慧园北路甲 22 号
邮编　100082
电话　发行：010 - 62227427　邮购：010 - 62236938
网址　www. cmstp. com
规格　958×650mm ¹⁄₁₆
印张　9
字数　131 千字
版次　2012 年 7 月第 1 版
印次　2024 年 5 月第 3 次印刷
印刷　北京京华铭诚工贸有限公司
经销　全国各地新华书店
书号　ISBN 978 - 7 - 5067 - 5233 - 6
定价　**25.00 元**
本社图书如存在印装质量问题请与本社联系调换

美，是所有女性梦寐以求的，但是既要美又要安全、绿色和自然，则要首选中医美容。中医美容法没有西医美容的注射、服药，更没有令人心惊肉跳的舞刀弄剪；它是地地道道的绿色、安全且完全符合世界卫生组织所提倡的"自然疗法"。中医美容博大精深，有深厚的文化底蕴和积淀，倡导的是人和自然的统一与和谐的美容理念；其原理是"通其经络、调其气血"，以求阴阳平衡。正如《素问·五脏生成篇》所言："肺之合皮也，其荣毛也"，"心之合脉也，其荣色也"。这说明：人的脏腑、经络、气血调和了，人就可以"获美艳"，拥有娇美的容颜，达到美的目的。而其方法更是具有"简、便、效、廉"的特点，是任何其他方法都不可比拟的，这一特点也正是中医美容的魅力之所在。

为了更好地弘扬中医美容文化，让人们从中汲取更多的知识和营养，以便更好地服务于广大爱美人士，我们曾编辑出版了《图解中医美容技法丛书》中的《刮痧美容技法图解》、《拔罐美容技法图解》、《耳穴美容技法图解》、《针刺美容技法图解》、《艾灸美容技法图解》和《刺络美容技法图解》等，受到了广大读者的欢迎，也得到了一些中医美容师和中医美容爱好者的好评。应读者，特别是中医美容院（校）学生和美容师的要求，我们又编著了《图解中医美容技法丛书》系列中的《火针美容技法图解》、《皮肤针美容技法图解》、《埋线美容技法图解》、《指针按摩美容技法图解》、《中医减肥技法图解》、《皮内针美容技法图解》、《穴位贴敷美容技法图解》等七册，以飨读者。

此套丛书依然遵循《图解中医美容技法丛书》的内容模式——理论和实用并重。每册皆分为上下两篇，上篇介绍该册之技法的基本知识、特点、原理、功效、治疗范围、工具、操作方法、常用经穴等；下篇则为临床证治，介绍直接损美性疾病和间接损美性疾病的辨证要点、治疗原则、治疗方法和注意事项。内容实用，操作简单，行之有效，可令学习者在较短时间内即可掌握，对中医美容工作者和爱好者的知识和技术的提高大有裨益。

本套丛书可以作为医院美容科或医学美容工作者的参考书籍，也可以作为医学美容院校师生及普通美容院、美容馆、SPA 馆、中医美容师及美容工作者的参考资料；对中医美容爱好者及喜爱养生、保健、健美者也有很高的实用价值。

由于编者水平有限，一些不足之处在所难免，真诚地希望广大读者对书中存在的不足之处多提宝贵意见。

　　埋线美容，目前在美容业界十分活跃，其不仅被用来瘦身减肥，而且还被用来除皱、瘦脸、祛斑。事实上，常见的直接损美性疾病和间接损美性疾病，许多都可用"埋线"来治疗，而且疗效可靠。埋线美容正是以其疗效和无痛苦、无副作用、节约时间而受到爱美人士的欢迎。这也正是其在美容业界蓬勃发展，迅速传播的原因所在。

　　埋线美容法是中医针刺的延续和发展，其要求术者必须熟知中医基础理论知识，辨证和辨病相结合，熟练掌握技术，精益求精，不断汲取营养，才能更好地为受术者服务。

　　本书共分为上下两篇，上篇主要介绍埋线美容法的特点、原理、作用，皮肤解剖生理知识、埋线的工具、操作方法、基本程序、正常反应、应急处理、禁忌、注意事项和经穴、选穴、配穴等。下篇临床证治，主要介绍了 28 种直接损美性疾病和 28 种间接损美性疾病的辨证要点、治疗原则、治疗方法和注意事项等。为了方便读者学习，书中还配有图示。

　　人们常说，越是民族的，越是世界的。在美的殿堂中，人们往往在奇迹出现的惊诧之余，才深感先贤们的睿智和千年文化的博大精深，这也正是中医文化的精髓所在。本书的最大特点就是实用性强，便于广大中医美容师和爱好者迅速掌握，很快运用到临床而取效。本书可作中医美容教材并适用于中医美容院、养生馆的美容师和中医美容爱好者学习参考。

向　阳
2012 年 1 月

上篇　埋线美容法基础知识

目录

下篇　埋线美容法临床证治

目　录

上　篇

埋线美容法基础知识

　　埋线美容法目前在中医美容业界的应用十分活跃，受到了爱美人士的欢迎。尽管如此，其在业界的应用仍范围狭窄，大多局限于减肥项目的开展。其实，这也只是沧海一粟。埋线美容法可以解决许多美容上尚感棘手的问题，而且效果显著。其在美容业界的拓展，尚需众人的共同努力，才可令其枝繁叶茂。

第一章　穴位埋线法和埋线美容法

穴位埋线法是针刺法的延续，是千年古韵和时代的碰撞。埋线美容法则把古老的文化引领到美丽的殿堂，令灿烂的文化放射出更加璀璨的火花。

一、穴位埋线法

穴位埋线法是在穴位的皮下组织或肌层内埋植羊肠线，利用羊肠线对穴位的持续刺激，从而治疗某些疾病的一种方法。

穴位埋线法是针刺法的不断延续和发展，源远流长。它是针刺中毛刺、浮刺等浅刺法，结合留针法相辅相成、集合而成。正如《素问·刺要论》说："毛刺者，刺浮痹皮肤也"，并且要做到"刺毫毛腠理无伤皮"；"半刺者，浅内而疾发针，无针伤肉，如拔毛状，已取皮气，此肺之应也。"此二者皆为刺皮，"肺主皮毛"，可治疗有肺脏相应之疾。浮刺多是由腧穴旁边斜针刺入肌肉和皮下，"浮刺者，傍入而浮之，以治肌急而寒者也"。留针法则是将毫针刺入腧穴后，令之得气，再将针置留在穴内停留一段时间以加强疗效。这也正如《灵枢·官针》篇所说："脉之所居，深不见者，刺之微内，针而久留之。以致其空脉气也。"对于深层部位的经脉，不容易使之得气，要久留针，以使"气至"；同时也加强了针感，延长和加强了治疗作用。对于病程较长者，取效较慢者，亦须如《灵枢·终始》篇所说："久病者邪气入深，刺此病者，深内而久留之。"故久留针可长时间持续有效刺激腧穴，以期取效。穴位埋线法正是将以上诸法"合二而一"，而成为针刺法中的又一老树新枝。

穴位埋线法作为一个成熟的治疗方法，具有传承的中医理论和完整的操作规程，大约出现于 20 世纪 60 年代，并相继应用于临床实践，取得了不斐效绩。在 20 世纪 70 年代时，则有关论文纷纷见诸专业杂志和报章，在上海中医学院编纂的《针灸学讲义》中，首次正式将穴位埋线法写入教材中，成为针灸诸疗法中的重要一员。

穴位埋线法的问世，为施术者的手中增添了利器，也以其兼容的特点，提高了疗效，方便了受术者，受到了医患双方的普遍欢迎。穴位埋线法的治疗范围比较广泛，尤其是对一些慢性、顽固性疾病有较好的疗效，如中风后遗症、面神经麻痹、面肿、面肌痉挛、近视、神经性皮炎、慢性荨麻疹、慢性支气管炎、支气管哮喘等。

二、埋线美容法

埋线美容法就是将羊肠线埋入腧穴内，利用羊肠线对腧穴的持续刺激作用，来改善人的容貌和形体美的方法。

埋线美容法成为中医美容的重要组成部分，是最近几年的事。在中医美容迅猛发展，针刺、艾灸等相继进入养生馆、中医美颜堂的同时，埋线美容也占有了一席之地。但是埋线美容也僻弃了一些不适合在美容院操作的方法，如三角形埋线法和切开埋线法等，只保留了穿刺埋线法。在工具上，则将穿刺针改进为美容埋线针，而且为一次性使用；而羊肠线也需根据病症的需求，选用不同的中药浸泡后使用，这样更适合临床需要，且能提高疗效；治疗范围也由开始时的单纯用于减肥，而扩大到可以治疗几十种直接损美性疾病和间接损美性疾病。埋线美容法又为中医美容打开了一扇新窗。

第二章　埋线美容法的特点

埋线美容法是针刺的延伸和其重要的组成部分，其源于古代针刺的久留针法。除保留了针刺疗法的特点，还具有其自身的特殊之点。

一、简单易学

一般来说埋线美容法简单易学。这里的简单是指操作简单，只要是会针刺者或者会使用注射器者往往看看就会操作。但这只是讲进门的容易，要想真正得心应手，取得好的治疗效果，还必须要苦下功夫，认真揣摩钻研，特别是学好中医的基本理论知识，四诊八纲，理法方穴，精益求精，才可做到下针如有神，取得满意的疗效。

二、疗效显著

埋线美容法由于具有针刺和埋针的双重功效，故拥有协同作用，疗效更加显著，尤其是对一些慢性直接或间接损美性疾病，如在临床中让医师们深感棘手的中风后遗症、缠腰火丹后遗神经痛、陈旧性面神经麻痹、眼睑下垂等，用埋线美容法在不长的时间内都可以见到疗效。

三、治疗广泛

埋线美容法的治疗范围非常广泛，可以治疗几百种常见疾病，包括内科、外科、妇科、儿科、皮肤科、五官科等，甚至对一些疑难病症，用埋线的方法，有时也会让奇迹出现。

当前中医美容上出现的损美性疾病中，许多都可以采用埋线法治疗，而且疗效显著、可靠。如白癜风、银屑病、鱼鳞病、多汗症、多毛症等，即使一些目前西医尚无对策的免疫性、功能性、胶原性、心因性疾患，埋线美容法也往往会取得让人难以置信的效果。埋线美容法不仅具有广泛的治疗作用，还可以保健美容，预防疾病，起到"治未病"的作用。

四、作用持久

埋线美容法在操作时，将羊肠线埋入腧穴下，犹如将"针"埋入皮下，在腧穴内产生持久刺激作用。一般埋入一次可保持 10～15 天左右的刺激时间，具有刺激的连续性；同时"针"感在腧穴内长时间保持，可以延长和加强其治疗作用。正如《灵枢·官针》篇中所说："脉之所居，深不见者，刺之微内，针而久留之。以致其空脉气也。"这就是说，久留针可以起到"气至病所"的作用，可以提高疗效。埋线美容法正是遵循这一理念，令刺激时间长久，而力量专一，以增强效果。

五、安全可靠

由于工具的不断改进，埋线美容法所选用的早已不是过去传统意义上的用手术刀切开穴位植入羊肠线或用金属钩针样埋线针刺入皮肤，将线埋入皮下，这些方法创口较大，受术者会感到不安。如今，埋线美容所选用的埋线针则由注射用针头改制而成，受术者无痛苦；并且根据受术部位的不同，选用不同规格的针和线，或粗或细，会更加安全可靠。在施术过程中，施术者手法的娴熟更是安全可靠的保障。

六、无副作用

埋线美容法具有针刺和埋针的双重作用，针刺有数千年的历史，在中国家喻户晓，深受中国乃至世界人民的喜爱，被誉作"绿色疗法"；而在皮下所埋的线多是由羊肠制成的羊肠线，属异体蛋白，除在皮下穴内持续刺激，维持有效针感外，还会慢慢软化、分解、逐渐被吸收，不留任何痕迹，绝没有任何毒副作用，更不会对人体有任何伤害。也有个别人在刚刚埋线后，可能略感不适，但很快就会烟消云散，一切如常。

七、节省时间

埋线美容法作用时间持久，一般最短一个星期治疗一次。故可减少受术者的往来奔波，为受术者节省了宝贵的时间。特别是一些行动不便者，更可免除其劳累之苦。受术者埋线后，仍可照常工作、学习和生活，丝毫不受影响，可让其在治疗的同时，享受生活的愉悦。

八、减少痛苦

埋线美容法相对针刺法来说取穴较少，这样穴少力专，更能发挥治疗作用，也更能令该法得以普及。如中医美容的减肥，许多养生馆或减肥院动辄二十几针，甚至更多，更有甚者将受术者刺得浑身尽针，如同刺猬一样；而埋线美容法减肥则多在十针以下，减少了受术者的痛苦和畏惧感。正如《灵枢·官能》篇所说："先得其道，稀而疏之。"这就要求我们首先掌握好中医理论知识，做到胸有成竹，才可用穴精少、稀疏，像古人一样"若当针，亦不过一两处"，消除受术者的"苦以针"。

第三章　埋线美容和皮肤知识

皮肤是人体的最大器官，而在临床中经常见到的直接损美性疾病也都表现在皮肤上；埋线美容法的施术，也是在皮肤上进行的，故对皮肤知识的了解及其和埋线美容的关系，是十分必要的。

一、皮肤的组成

中医认为：皮肤是由肤、革、分肉、肌、腠理、玄府等组成的。

现代医学认为：皮肤是由表皮、真皮、皮下组织以及毛发、皮脂腺、汗腺和指（趾）甲等附属器组成。皮肤的面积约为 $1.5 \sim 2m^2$，重量约占总体重的 $5\% \sim 15\%$（图1）。

（一）表皮

相当于中医的肤，如丹波元简说："疏云：肤，革的薄皮"。

表皮位于皮肤的浅层，属于复层鳞状上皮，主要由角质细胞和非角质细胞组成。《杂病源流犀烛》说："皮也者，所以包涵肌肉，防卫筋骨者也。"（图1）

1. 角质细胞　是由外胚叶分化而来的上皮细胞，在细胞内合成不溶性角质蛋白，后变成角质细胞脱落。由内向外依次为基底层、棘层、颗粒层、透明层和角质层。

（1）基底层　位于表皮最底层，通过基底膜带与真皮相连。由单层圆柱状细胞组成。

（2）棘层　由基底层的细胞增殖形成，多由 $4 \sim 10$ 层多角形细胞构成。

（3）颗粒层　由 $2 \sim 4$ 层棱形或菱形细胞组成，越向外细胞颗粒越大，数量越多。

（4）透明层　位于颗粒层上方，是角质层前期，由透明的薄层嗜酸性无核扁形细胞组成，仅见于掌跖等角质层肥厚的表皮。

（5）角质层　是表皮的最浅层，由 $5 \sim 10$ 层已经死亡的扁平细胞组成。随着角质细胞的不断分裂和演变，角质层细胞也相应脱落成皮屑。

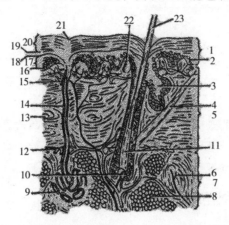

1. 表皮　2. 乳头　3. 皮脂腺　4. 立毛肌　5. 真皮　6. 环层小体
7. 皮下组织　8. 脂肪　9. 汗腺　10. 毛乳头　11. 毛球　12. 深部血管网
13. 胶原纤维　14. 汗管　15. 浅部血管网　16. 基底层　17. 棘层　18. 颗
粒层　19. 透明层　20. 角质层　21. 汗孔　22. 麦氏小体　23. 毛发

图 1　皮肤的结构示意图

一般说基底层细胞的分裂周期为 2 天，经棘细胞层，达到颗粒层的最外层约 14 天，通过角质层脱落，又需要 14 天，共约 28 天。

2. 非角质细胞　表皮中除角质细胞外，尚有树枝状的非角质细胞。

（1）黑色素细胞　是合成和分泌黑色素的细胞，位于表皮和真皮的交界处。

（2）朗格汉斯细胞　是一种具有吞噬作用并能加工及传递过敏性抗原的免疫活性细胞。

（3）未定型细胞　为未分化的朗格汉斯细胞或黑色素细胞的前体。

（二）真皮

相当于中医的革，丹波元简说："疏云：革，肤内厚皮"。

真皮位于表皮和皮下组织之间，是由中胚叶分化而来，主要为结缔组织，是由胶原纤维、网状纤维、弹力纤维和基质构成。又分为乳头层和网状层。

1. 乳头层　此层靠近表皮，较薄，与表皮成犬牙交错状。内有毛细血管和毛细淋巴管，并有游离神经末梢。

2. 网状层　此层较厚，在乳头层的深面，内含较大的血管、淋巴管、神经、皮肤附属器。

（三）皮下组织

相当于中医的分肉。其外层为白肉，内层为赤肉，故名之。白肉即为皮下脂肪，赤肉即指肌肉组织。

其位于真皮下方，主要由疏松结缔组织及脂肪小叶组成，又称皮下脂肪层。皮下组织中有汗腺、毛囊、血管、淋巴管及神经等。

（四）皮肤附属器

相当于中医的玄府，《素问·本热穴论》曰："所谓玄府者，汗空也"。

皮肤附属器包括毛发、毛囊、皮脂腺、小汗腺、大汗腺及指（趾）甲等。

1. 毛发与毛囊

（1）毛发　沈金鳌说："毛发也，所以为一身之仪表也。"其是由角化的表皮细胞构成，分布广泛，遍布全身。毛发在皮肤表面以上的部分为毛干，在毛囊内的部分为毛根。毛根下端膨大成毛球，其底部凹陷，结缔组织突入其中，形成毛乳头。毛乳头内有神经末梢及血管，可向毛球提供营养。

（2）毛囊　其起于表皮。

毛发的生长周期一般分为生长期、休止期和脱落期。人的头皮约有头发10万根，正常时可每日脱落70～100根头发。

2. 皮脂腺　分布广泛，除掌跖与趾指屈侧外，分布全身皮肤，以头、面、胸骨附近及肩胛间皮肤中较多。皮脂腺是由腺体和导管构成。

（1）腺体　呈泡状，由多层细胞构成，周围有基底膜及结缔组织包裹。腺体细胞由内向外推移，渐增大，以全浆分泌形式排出成为皮脂。

（2）导管　附着于长毛及短毛上的皮脂腺导管，开口于毛囊上部，腺体位于立毛肌与毛囊的夹角内，立毛肌收缩可排出皮脂。

3. 汗腺　汗腺分布于全身各处。

（1）小汗腺　除唇红、包皮内侧、龟头、乳头、小阴唇和阴蒂外的全身各处，由腺体和汗管两部分组成。腺体是一层分泌细胞组成的管腔，汗管穿过真皮，开口于表皮汗孔。

（2）大汗腺　主要分布腋窝、乳晕、脐窝和会阴、肛门等处。

4. 甲　甲由致密坚厚的角化细胞构成，外露部分为甲板，深入近端皮肤中的部分为甲根。甲周缘的皮肤为甲廓，甲根之下的周围上皮为甲母，甲根之下的皮肤为甲床，甲板近端可见新月状淡色区，为甲半月。

（五）皮肤的血管、淋巴管、神经和肌肉

1. 皮肤的血管　皮肤的血管依其大小、结构的不同分为：小动脉、微动脉、毛细血管、微静脉、小静脉及血管球，分布于真皮及皮下组织内，表皮没有血管。

2. 皮肤的淋巴管　淋巴毛细管起于乳头层的结缔组织间隙，盲端呈窦形，管壁为一薄层内皮细胞及稀疏的网状纤维。淋巴管向真皮下部延伸，有瓣膜防倒流。

3. 皮肤的神经　有感觉神经及运动神经，通过与中枢神经的联系，可产生各种感觉，支配肌肉活动及完成各种神经反射。

4. 皮肤的肌肉　皮肤的平滑肌有立毛肌、阴囊内膜、乳晕和血管的平滑肌及面部表情的横纹肌。

二、皮肤的生理功能

中医认为，皮肤对机体有保护作用和促进正常生理代谢作用。正如《素问·皮部论》所说："是故百病之始生也，必先于皮毛，邪中之则腠理开，开则入客于经络，留而不去，传入于经，留而不去，传入于府，廪于肠胃"。又如《灵枢·五癃津液别》篇所说："天暑衣厚则腠理开，故汗出……天寒则腠理闭，气湿不行，水下流于膀胱，则为溺"。

（一）保护作用

1. 对机械型损伤的防护　表皮角质层柔韧而致密，真皮中有胶原纤维和弹力纤维，皮下组织疏松，因此具有一定的抵抗性和弹性，对机械性刺激有保护作用。

2. 对物理性损伤的防护　皮脂腺分泌的皮脂，在皮肤的表面与汗液及水分形成一层乳化薄膜，防止机体水分大量蒸发；同时角质层和黑色素对紫外线有防护作用。

3. 对化学性损伤的防护　角质层可以阻止化学物质进入人体；皮

肤表面的弱酸性，对酸和碱有一定抵抗能力。

4. 对微生物的防御　皮肤的致密，可以阻挡微生物的入侵；皮肤表面的弱酸性，不利微生物繁殖；皮肤表面正常菌丛，对其他细菌有抑制作用。

（二）调节体温作用

皮肤是热的不良导体，可防止体内热量的散失，还可防止外界高热传入；皮肤还可感受外界温度变化，通过一系列反射，维护体温的相对平衡。

（三）吸收作用

皮肤可选择性吸收一些物质，其途径则为：

1. 渗透角质层细胞膜，然后再通过表皮其他层。

2. 大分子及不易渗透水溶性物质，只有少量通过毛囊、皮脂腺和汗腺导管被吸收。

3. 少量通过角质层细胞间隙渗透进入。

（四）分泌和排泄作用

皮肤中的汗腺分泌汗液和体内代谢物，皮脂腺分泌皮脂，可润泽毛发和皮肤；皮脂与汗液可形成乳化脂类薄膜，起到屏障作用。

（五）代谢作用

皮肤与机体代谢有密切关系，真皮及皮下组织中贮存大量水分和脂肪；皮肤中还含有蛋白质、盐类、葡萄糖、脂类等。在一定条件下，皮肤中的水和盐可转入血液或由血液转入皮肤。在紫外光下，皮肤可以制造人体所需的维生素 D。

三、埋线与皮肤

《素问·皮部论》曰："凡十二经脉者，皮之部也。"埋线美容法一般将羊肠线埋入腧穴皮下，羊肠线在皮下将和皮肤产生作用，通过对"皮部"的不断刺激，以及在皮下软化、分解、液化、吸收而达到治疗作用。

1. 羊肠线对"皮部"可产生持续刺激作用，一般可长达十余天，提高治疗的依从性。

2. 羊肠线作为异性蛋白,被埋入"皮部"逐渐被机体软化、吸收,起组织疗法作用。

3. 羊肠线埋入"皮部",可激发皮肤的生理功能,提高应激能力。

4. 损美性疾病多发生在"皮部",羊肠线在"皮部"可通过最初的机械刺激,后为生物和化学刺激,从而对病灶产生良性诱导。

第四章　埋线美容法的作用原理

用现代科技手段，去探寻中医美容技术，对中医美容乃至中医的发展及走向世界是十分有益的。埋线美容法源于针刺，是中医的重要组成部分，虽然技法成熟时日尚且短浅，但其渊源长久，内涵深奥。

一、有免疫调节作用，对溃疡性结肠炎（UC）有较好的疗效

贵阳张氏等采用流式细胞仪测定各组溃疡性结肠炎（UC）大鼠组织中黏附分子 CD_{44}、CD_{54} 含量及用酶免疫法测定血清中白细胞介素 -2（$IL-2$）的含量，以探讨埋线对 UC 的治疗机制。

（一）材料与方法

1. 实验动物　大鼠，月龄 $3 \sim 4$ 月，体重（350 ± 15）g，共 50 只，雌性。

2. 药品及试剂　鼠抗 CD_{44} FITC，CD_{54} FITC，同种荧光素标记的阴性对照羊亢 JgG – FITC，兔抗鼠 IgG 荧光标记剂，柳氮磺胺吡啶（SASP），00 号医用羊肠线。

3. 造模　用二硝基氯苯法做模。将 10 只大鼠中的 7 只（3 只对照）颈背剃毛后用二硝基氯苯丙酮液滴背 1 次/天，每次每鼠 5 滴，连用 14 天，其后用二硝基氯苯乙醇灌肠 1 次/天，每次每鼠 5 滴，连续 5 天，灌肠前半天禁食。造模后处死模型组 5 只和对照组 3 只大鼠，作为病理检查，证实结肠黏膜损伤、糜烂，以淋巴细胞、浆细胞、嗜酸性粒细胞浸润为主，说明造模成功。

4. 实验分组与治疗方法　将剩余 40 只大鼠分选模组 32 只，正常组 8 只。造模后第 20 天，将其分模型组、SASP 组、穴位埋线组，每组 8 只。SASP 组每日上午将 SASP 混悬液 1.5ml 胃饲，1 日 1 次，连续 21 天。穴位埋线组取足三里、上巨虚埋线，第 22 天处死。

5. 检测项目

（1）病变肠组织中黏附分子 CD_{44}、CD_{54} 含量。

（2）血清中 IL－2 含量测定。

（二）结果

1. CD_{44}、CD_{54} 含量变化　正常大鼠肠组织中 CD_{44}、CD_{54} 含量较高，而模型鼠较低；经穴位埋线、SASP 治疗后两者均升高，与模型鼠比较，差异有极显著性和非常显著性意义（$P < 0.001$，$P < 0.01$）；在升高肠组织中 CD_{44}、CD_{54} 含量上，埋线组优于 SASP 组（$P < 0.01$）。

2. 血清白细胞介素 2（IL－2）含量比较　模型组大鼠血清中 IL－2 水平明显低于正常组，SASP 组、穴位埋线组与模型组存在显著性差异（$P < 0.05$）；埋线组与正常组比较，差异无显著性意义；在增加 IL－2 含量上，埋线组与 SASP 的比较，差异亦无显著性意义（$P < 0.05$）。

（三）结论

穴位埋线具有明显的免疫调节作用，对 UC 的治疗有较好的疗效。

二、对抗自由基，延缓衰老

贵阳陈氏等通过穴位埋线加灸对造模后的小鼠进行治疗，以探求其疗效和可能机理。

（一）材料与方法

1. 实验动物　健康三月龄雄性小白鼠 28 只，体重 25～30g。

2. 试验方法

（1）分组及造模　将 28 只小白鼠分为空白组、模型组、穴位埋线加灸组和中药对照组，每组 7 只。除空白组外，其余组小白鼠放入臭氧发生柜内（O_3 浓度 $1.9mg/m^3$），连续造模 56 日，每天 24 小时，所有小白鼠按相同标准饲养。

（2）治疗方法

①穴位埋线加灸：将羊肠线（4－0）0.5cm 埋入小鼠双侧足三里，每 20 日埋线 1 次；并用清艾条灸"肾俞"，每穴灸 2 分钟～3 分钟，隔日 1 次，治疗 62 日。

②中药对照组：将复方丹参片溶于水，按每日 0.3g/kg 灌胃给药，共治 62 日。空白和模型组需要隔日抓拿 1 次，未给予任何治疗和处理。

3. 指标检测

（1）抗氧化能力检测。

（2）肝脾细胞 DNA 损伤检测。

（二）结果

经穴位埋线加灸治疗后，与模型组相比，小鼠全血 SOD 活性显著提高（$P < 0.05$），肝组织 MDA 含量显著降低（$P < 0.01$）；脾细胞 DNA 拖尾率显著下降（$P < 0.05$），拖尾尾长显著减短（$P < 0.01$）；但肝细胞 DNA 损伤的拖尾率和拖尾尾长无显著变化（$P > 0.05$，$P > 0.05$）。

（三）结论

穴位埋线加灸能提高机体抗自由基氧化损伤的能力，减轻脾细胞 DNA 的损伤程度，达到延缓衰老的目的。

三、调节中枢单胺类神经递质，治疗抑郁症

广州徐氏等通过对大鼠造成抑郁性模型，运用针刺与埋线进行治疗，以探讨疗效差异和作用机制。

（一）材料与方法

1. 材料　成年 SD 大鼠 32 只，体重 220～290g，雌雄各半。

2. 方法

（1）动物分组　正常组、模型组、针刺组和埋线组，每组各 8 只。

（2）模型制备　按照文献方法，进行抑郁症模型大鼠的复制。

（3）治疗　针刺组：选取"百会"、"心俞"、"肝俞"，每日 1 次，共 21 次；埋线组：取穴同上，将羊肠线埋入穴内，第 1 天，第 7 天和第 14 天共 3 次埋线。

（4）测定方法　采用高效液相色谱系统—电化学检测器检测大鼠脑内去甲肾上腺素（NE），5 - 羟色胺（5 - HT）和多巴胺（DA）的含量。

（二）结果

与正常组相比，模型大鼠下丘脑和海马的 NE、5 - HT 和 DA 均有

明显下降（$P < 0.05$，$P < 0.01$）。针刺与埋线均可使脑内的神经递质有不同程度的提高，埋线组在提高下丘脑的 5 - HT 和 DA 以及海马的 DA 方面更具优势，但两组间比较差异无显著意义。

（三）结论

埋线对抑郁模型大鼠有效，其作用机制为通过调节中枢单胺类神经递质而发挥治疗作用。

四、对绝经后骨质疏松，有明显疗效

泉州林氏等用穴位埋线法对绝经后骨质疏松患者进行治疗，以探讨其临床的有效性。

（一）临床资料

绝经后骨质疏松患者 56 例，年龄 50～74 岁之间，平均年龄 61.2 岁。所有病人均有不同程度的腰疼背痛或周身疼痛。

随机分为埋线组 18 例，埋线加口服乐力胶囊组 20 例和口服乐力胶囊组 18 例，进行治疗 6 个月，观察各组治疗前、治疗 3 个月和治疗 6 个月疼痛症状的变化。

（二）治疗方法

1. 埋线组　取"肾俞"穴，将 1/0 号羊肠线埋入腧穴，每 2 周治疗 1 次，连续治疗 6 个月。

2. 埋线乐力组　埋线同上，同时口服乐力胶囊，每日 1 次，每次 1 粒，连续治疗 6 个月。

3. 乐力组　口服乐力胶囊，每日 1 次，每次 1 粒，连续服用 6 个月。

（三）结果

埋线组、埋线乐力组疼痛评分于治疗前后比较，差异均有显著性意义（$P < 0.001$），两组间比较，差异无显著性意义（$P > 0.05$），与埋线组、埋线乐力组分别比较，差异均有极显著性意义（$P < 0.001$）。

（四）结论

穴位埋线对绝经后骨质疏松，有非常明显的疗效。

五、阻滞肾纤维化，治疗慢性肾炎

贵阳陈氏等将大鼠部分肾切除造模，然后用穴位埋线，中药治疗，以根据疗效探讨其作用机制。

（一）材料与方法

1. 动物、造模及分组　选雄性大鼠75只，体重（200±207）g，随机抽65只进行5/6肾大部分切除术，其余10只作假手术组：暴露肾脏，剥离肾包膜，不做肾切除。术后经检测CRF模型造模成功。并随机分为4组，模型组、中药组、埋线组、埋线加中药组，每组7只。

2. 治疗方法

（1）埋线组　取"足三里"穴，将4-0号羊肠线埋入，每4天治疗1次，左右交替，共2次。

（2）中药组　中药组成：黄芪、川芎、大黄。1g中药提取物相当原生药20g，按0.1g/200g体重给药，每日1次，连续8天。

（3）埋线加中药组同以上2组。

（4）假手术组和模型组灌服等容积生理盐水。

3. 指标测定　测定血清甲状旁腺（PTH）、残肾组织细胞转化生长因子 β_1 的表达、残肾组织丙二醛含量、血清尿素氮、肌苷、尿蛋白及病理改变情况。

（二）结果

经穴位埋线、中药及穴位埋线加中药治疗后的CRF模型大鼠的上述指标成良性转逆，特别是以穴位埋线和中药组疗效最明显。

（三）结论

穴位埋线可降低PTH、抑制TGF-β_1 的表达、降低MDA的含量、阻止肾脏纤维化，治疗慢性肾衰。

六、治疗卵巢早衰

广州刘氏等对卵巢早衰者，采用穴位埋线和药物治疗等办法进行治疗，以观察埋线法的临床疗效。

（一）临床资料

1. 一般资料　选取确诊为卵巢早衰者132例，随机分为埋线组和药物组，各66例。

2. 诊断标准　40岁以前出现至少闭经4个月以上，并用2次或2次以上血清促卵泡激素（FSH）>40IU/L；雌二醇（E_2）<73.2ρmol。

3. 纳入标准　年龄20~40岁，闭经时间1~8年的患者。

（二）治疗方法

1. 埋线组　取穴：肝俞、脾俞、肾俞、期门、章门、京门（均双侧）。将腧穴分为两组，左侧背俞穴配右侧募穴，右侧背俞穴配左侧募穴，两组交替。用埋线针将羊肠线埋入，15天治疗1次，4次为1个疗程；再1个月埋1次线，4次为1个疗程巩固期。

2. 药物组　根据患者月经周期及末次月经推算，即月经5~7天开始口服戊酸雌二醇2mg，每日1次，连服20天；从月经15~17天开始口服安宫黄体酮4mg，每日2次，连服10天。3~6个月为1个疗程，平均用药6个月。

（三）疗效观察

2组治疗后血清FSH和E_2均有显著改善（$P<0.01$）且埋线组血清E_2提高较药物组显著（$P<0.01$）。埋线组痊愈率为84.9%，总有效率为97.0%；药物组分别为31.8%、84.8%。埋线组痊愈率优于药物组（$P<0.05$）。

（四）结论

埋线治疗卵巢早衰疗效好。

第五章　埋线美容法的作用

埋线美容法是针刺法的重要分支和延续。不仅具有针刺的作用，还有其独特之处，熔经穴、线、针刺的作用于一炉。正如《灵枢·终始》所说："久病者，邪气入深，刺此病者，深纳而久留之。"

一、调整阴阳，扶正祛邪

中医认为："阴阳偏盛谓之疾"，《灵枢·根结》篇则说："用针之要，在于知调阴阳"。说到底，疾病发生发展的根本原因，就是人体机能的太过或不及，也就是阴阳失调。埋线美容法则通过腧穴的埋线，在腧穴长时间地进行良性刺激，泻其有余补其不足，调整了阴阳的偏盛偏衰，扶正祛邪，达到邪去正复，阴平阳秘，精神及治的作用。正如《内经》所说："谨察阴阳所在而调之，以平为期。"如对陈旧性面瘫、中风后遗症、三叉神经痛、斑秃、白癜风等埋线治疗，就可略见一斑。

二、调和气血，疏通经络

寇宗奭说："夫人之生，以气血为本，人之病，未有不先伤其气血者。"王清任亦说："治病之要诀，在明白气血。无论外感内伤，所伤者无非气血"。气血对于人体是十分重要的，其贵在调和，一旦气血失调，则就会出现疾患。事实上，许多疾病在其发生和发展过程中始终贯穿着气血失调的病理变化。而埋线美容法则通过羊肠线的持久刺激，通过腧穴－经络－脏腑这一通路，来调整脏腑的功能活动，令经络畅通，气血冲和。我们在美容上经常看到的如黄褐斑、突眼症、身材瘦弱、多毛症等都是由于气血失和造成，都可以通过埋线美容法，得到不同程度的解决。

三、益气养血，濡养肌肤

气、血是构成人体的两大基本物质，人体的肌肤则靠气血的温煦、濡润、滋养才可生机勃勃，白里透红。气和血二者是密不可分的，"气为血之帅"，血液之所以在全身周流不息，源源不断将营养供给全身，主要靠经气的运行；"血为气之母"，气在生成和运行中始终离不开血，血盛则气旺，血衰则气少，且血能载气，气存于血中，依赖血之运载而达全身。埋线美容法利用羊肠线埋在经络穴位内产生的刺激，可以促进气血的运行，增加血流量，改善血液循环，以使病变的肌肤得到充分的营养。如中医美容中常见到的皮肤晦暗、皮肤老化、产后腹部松弛、硬皮症、乳房发育不良及乳房下垂等，通过埋线美容法的治疗，都可以气血濡养之，取得满意的效果。

四、活血通络，消肿散结

中医学认为，经络是人体气血运行的通路，贵在通畅。其内连脏腑，外接体表，纵横交错，遍布全身。正如张景岳在《类经》中所说："经即大地之江河，络犹原野之百川"。气血正是依靠经络的无处不在，而供给全身的营养。《灵枢·经脉》篇说："经脉者，所以能决生死，处百病，调虚实，不可不通"。经络一旦痹阻，多由瘀血、肿块、症结、积块等病理产物造成。而埋线美容法通过羊肠线在腧穴柔和而长久的刺激，可加强机体的气血、营卫有序的循环运行，活血化瘀，消除壅肿，疏散症结，畅通经络。淤血去则新血生，正如唐容川在《血症论》中所说："经隧之中，既有瘀血踞住，则新血不能安行无恙……故以去瘀为治血要法"。如美容上常见的黑眼圈，黄褐斑、鱼鳞病、神经性皮炎、甲状腺囊肿、腱鞘囊肿、乳腺增生等，即是如此。

五、清热凉血，泻火除疮

《灵枢·本脏》说："视其外应，以知其内脏，则知所疾矣"。一般来说，常见的损美性疾病，多由血分有热造成，血热则易妄行，则临床可见斑疹、痈肿、疮疡等。而治疗之法则诚如张景岳所讲："凡治血证，须知其要，而血动之由，惟火惟气耳！"故治疗则应清热凉血，泻火解毒，以除疮疹。穴位埋线美容法，通过羊肠线对腧穴的刺激，可改变病变部位的血流量，"血行风自灭"，故瘙痒等一些自觉症状可迅速消除；同时由于气血等对病变部分的濡养，可加速新陈代谢，将热邪毒火等排出体外，促进病变组织的新生和修复。如美容中常见的过敏性皮炎、面部痤疮、玫瑰糠疹、银屑病等，运用埋线美容法，都可取得惊人之效。

六、除风散寒，消痹止痛

《素问·痹论》认为"风寒湿三气杂至合而为痹也"。人们由于生活不节或疏于防范，感受风寒湿等邪气，闭阻于经络脏腑，导致气血运行不畅，肌肤筋脉失养而使皮肤麻木不仁，肌肉关节痛，屈伸不利，甚至红肿变形。治之，则应以疏风散寒通络，活血荣筋止痛。埋线美容法以羊肠线埋入腧穴，长时间对腧穴产生刺激，可增大局部的血流量，使血液循环得以改善，风寒湿等外邪则随正气的渐复而被驱攘、排出，"通则不痛"，病变的肌肤得到充分的营养和滋润而日臻康健。如直接损美性疾病和间接损美性疾病常见的带状疱疹后遗神经痛、红斑性肢痛症、血栓闭塞性脉管炎、颈椎炎、肩周炎等。

第六章 埋线美容法的工具及操作方法

《灵枢·官针》篇说："九针之宜，各有所为，长、短、大、小，各有所施"。埋线美容法是在针刺的基础上发展起来的，其操作也必须有专用工具，再加上精湛的技艺，就可有事半功倍之效矣。

一、埋线美容的工具

（一）埋线美容针具

埋线美容是一个新的领域，而其工具也因需求应运而生。

1. 埋线美容针 此针是由穿刺针改进而成，为美容埋线专用工具。其分为7号、8号、9号三种规格，号数越大表示针的直径越粗。此针一般分为一次性或多次性使用两款（图2）。

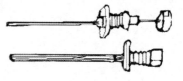

图2 埋线美容针

2. 穿刺针 此针亦可用于美容埋线使用。一般选用9号、12号腰椎穿刺针，用前将针芯尖端磨平，令其不能和羊肠线缠粘，另将针管磨短，使针芯稍长于针管尖端1mm，以保证羊肠线被顺利推出，针管的尖端还须磨成斜面，令针更尖锐，有利于进针（图3）。

3. 注射针 此针亦常被一些美容院（店）选用。一般选取9号注射针头作套管，用28号2寸针刺毫针剪去针尖作针芯。

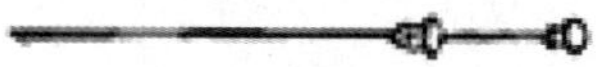

图3 穿刺美容针

4. 埋线针 此针在医疗单位使用，美容院（店）多不采用，是一种用不锈钢制成的金属钩针，长约13cm，尖端呈菱形，菱形针尖与针体衔接处有一凹陷形缺口，用于钩挂羊肠线（图4）。

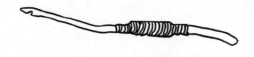

图4 埋线针

5. 三角缝合针　此针亦在医疗单位使用，美容院（店）不宜采用。一般多采用大号三角缝合针，也有时应用大圆缝针（图5）。

（二）埋线美容用线

埋线美容所用线主要是羊肠线，也有用其他原料制成的线，但都含有异性蛋白，可渐被吸收。

1. 羊肠线　是用羊肠为原料制成，是埋线美容主要用线。其规格为00号、0号、1号、2号，有时也会选用000号、3号、4号等，一般号数越大，线的直径越大。在使用时多剪成0.5～1.5cm长的线段（图6）。

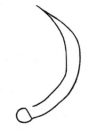

图5　三角缝合埋线针

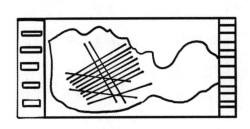

图6　羊肠线

2. 蹄筋线　是用牛蹄筋为原料制成。

3. 野猪鬃线　将野猪鬃清洗消毒后，切成3～5cm备用。

4. 其他　即选用猪、羊、马的肾上腺，狗的脾脏以及兔的脑垂体注入俞穴，此法美容院（店）一般不采用。

（三）埋线美容辅助工具

1. 特制中药液　根据需求配置不同功效中药液，将羊肠线放置其中浸泡备用。

2. 75%酒精　用于存放羊肠线，将羊肠线浸泡其内备用，或用于受术者皮肤消毒。

3. 2.5%碘酒　用于受术者皮肤消毒。

4. 创可贴　用于贴敷受术者受术腧穴针孔（图7）。

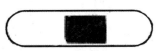

图7　创可贴

5. 镊子　镊取羊肠线，将其放入埋线针管内备用。

6. 金霉素眼药膏　可在针口处涂布，以防感染。

二、埋线美容操作方法

（一）美容专用针埋线法（图8）

1. 用常规法将受术腧穴消毒。

2. 截取羊肠线 0.5～1.5cm，用镊子将其从美容埋线针前端放入针管内。

3. 将针刺入腧穴，令其得气，边退针边将线埋入。

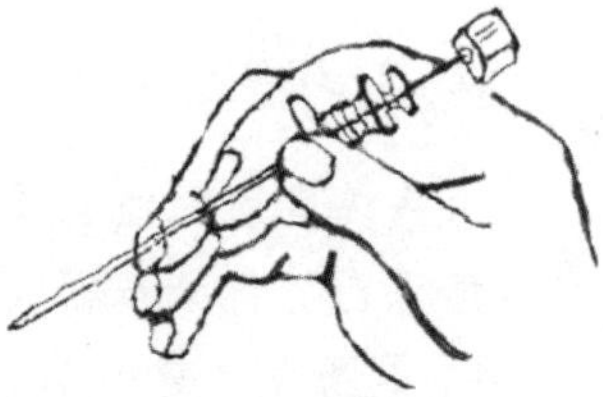

图8 美容专用针埋线法

4. 用创可贴将针孔贴敷。

（二）穿刺针埋线法（图9）

1. 用常规法将受术腧穴消毒。

2. 镊取羊肠线 1～2cm，放在腰穿针的针管前端。

3. 将针刺入皮肤腧穴，在得气后，边推针芯，边退针管，将羊肠线埋入。

4. 用创可贴将针孔贴敷。

（三）埋线针埋线法（图10）

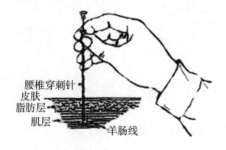

腰椎穿刺针
皮肤
脂肪层
肌层
羊肠线

图9 穿刺针埋线法

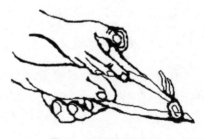

图10 埋线针埋线法

1. 用常规法将受术腧穴消毒。

2. 术者取羊肠线 4～6cm，放于埋线针的凹陷口，两端用止血钳夹住。

3. 埋线针凹陷口朝下，将针刺入皮下，松开止血钳，再进针将羊肠线埋入皮下。

4. 再进针0.5cm，随即退针。

5. 用干棉球按压针孔半分钟，再贴敷创可贴即可。

（四）其他埋线法

此外，尚有缝合针埋线法，切开埋线法、切开结扎埋线法以及割治埋线法等，但都不适合在美容院（店）使用。

第七章 埋线美容法的基本程序

程序事实上就是规范，术者只有一丝不苟地遵照去做，才能取得预期的效果。否则不仅疗效不佳，甚至事与愿违。

一、针具的选择

根据受术者的体质及受术的部位，选择合适的针具和羊肠线。

1. 受术者体质较弱或受术部位在头、面部，则多选用7号针，选用0号或00号羊肠线。

2. 大部分受术者，或受术部位在躯干、四肢，则多选用8号针及选用0号或1号羊肠线。

3. 受术者身体强壮或肥硕以及受术部分肌肉丰满如臀部，则选用9号针及选用1号或2号羊肠线。

4. 一般施术时，现都选用一次性针具（图11）。

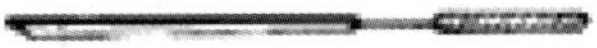

图11　一次性埋线美容针

5. 特殊情况，则根据实情斟酌选取。

二、体位的选择（图12）

采用适当的体位，既方便术者的操作，又令被术者感到舒适。

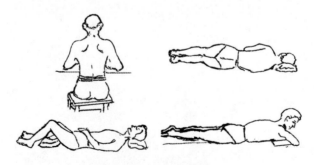

图12　体位的选择

1. 坐位　适用于头面部、颈项部、四肢、胸背部的腧穴。如头癣、黄褐斑、面瘫、面部痉挛、银屑病、白癜风、网球肘、颈椎病、肩周炎、腱鞘囊肿、甲亢、膝关节痛等。

2. 仰卧位　适用于头面部、胸腹部、上肢的内侧，下肢的前外侧的腧穴。如上眼睑下垂、斜视、痤疮、扁平疣、蛇串疮、乳腺增生、乳房下垂、子宫脱垂、荨麻疹等。

3. 侧卧位　适用于上身侧面、上肢外侧面、下肢外侧面腧穴。如白癜风、蛇串疮、玫瑰糠疹、多毛症、小蓟苔藓等。

4. 俯卧位　适用于背部和下肢后侧的腧穴。如流泪症、疔疮、神经性皮炎、硬结性红斑、湿疹、银屑病等。

三、进针的选择（图13）

应根据进针部位的不同，选择不同的进针方向。

1. 直刺　在腧穴部位向下直刺。一般较多使用，可用于大部分腧穴。

2. 斜刺　在腧穴旁 0.5～1cm 处，斜刺向腧穴下肌肤。一般多用于身体瘦弱者或肌肉薄少的部位。

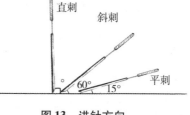

图13　进针方向

3. 平刺　在腧穴旁 0.5～1.5cm 处，平刺向腧穴下肌肤。一般多用于头面部位。

四、深度的选择

埋线要选择适当的深度，要将线埋在适宜的部位，这对取效十分重要。正如《素问·刺要论》所说："病有浮沉，刺有浅深"。

1. 皮下　对于肌肉较少的部位，一般多将线埋在皮下，如头、面部位。

2. 肌内　对于躯干和四肢部位，大多数将线埋在肌层内。

五、针孔的处理

埋完线，针退出后先用消毒棉球按压片刻，以防出血，再对针孔作妥善处理，以防感染。

1. 贴敷创可贴　出针后的针孔要用创可贴贴敷，保留3～5天。

2. 涂布金霉素眼药膏　对头、面部不适合贴敷创可贴的部位可用金霉素眼药膏涂布，以防不测。

六、疗程的规定

疗程多根据疾病的性质而定，一般多无固定模式。

1. 急性病　一般每 3 天埋线 1 次。

2. 慢性病　一般每 5 天、10 天、15 天埋线 1 次。

一般埋线 3～5 次为 1 个疗程，疗程间可休息 7～10 日后，再继续下 1 个疗程。

第八章　埋线美容法的正常反应和应急处理

在埋线美容法的施术过程中或施术后，个别受术者会出现不同的反应，有些属于正常反应，不需处理；有些异常者，则需妥善采取措施。

一、正常反应

1. 埋线 1～5 日内，个别受术者针孔局部会出现肿胀、疼痛及硬结，甚至有乳白色渗液。

2. 个别受术者在埋线 4～24 小时内体温上升，一般在 38℃ 左右，局部无感染，或伴有周身不适，食欲不佳等现象。

3. 个别受术者在四肢部位受术后，会感到一时行动不便，甚至痠痛无力等。

二、异常反应

（一）晕针类

1. 表现　即其表现类似晕针，在施术过程中，受术者突然面色苍白、心慌气短、恶心欲呕、冷汗淋漓、四肢发冷、头晕胸闷，甚至昏昏欲倒，二便不禁等。

2. 原因

（1）受术者体质虚弱或患有低血压、神经衰弱等症。

（2）受术者精神紧张、心理压力过大。

（3）受术者过饥、过饱、过度疲劳。

（4）受术者体位不当。

（5）术者施术时手法太重。

3. 处理

（1）术者立即停止施术，并让受术者平卧，头部稍低，松开衣带，注意保暖；有条件者，可在其休息片刻后，令其饮用白糖水或温开水 1 杯，即可恢复正常。

（2）严重者可针刺人中、素髎、内关、足三里等穴；也可对百会、关元、气海等穴施灸。

（3）晕厥不醒者，可嗅以氨水或吹通关散。

（二）血肿

1. 表现　被术局部肿胀疼痛，继则局部皮肤呈青紫色，并伴有痠痛及不舒。

2. 原因　术者在操作时，刺破微血管所致。

3. 处理

（1）微量的皮下出血而局部小块青紫，可不必处理，待其自行消退。

（2）青紫面积大，肿胀疼痛较剧烈，影响活动功能者，可先冷敷加压止血，再热敷；或局部轻柔按摩，促使淤血消散吸收。

（三）感染

1. 表现　术后3～4天，局部红肿疼痛加剧，并伴有发热。

2. 原因

（1）术者在施术过程中，消毒不彻底。

（2）术后受术者对创口未保持清洁，造成感染。

3. 处理

（1）局部热敷。

（2）做抗感染处理。

（四）过敏

1. 表现　术后受术局部出现红肿、瘙痒、发热等反应，甚至针孔处脂肪组织液化，羊肠线溢出。

2. 原因　受术者具对羊肠线过敏体质。

3. 处理　做适当抗过敏处理。

第九章　埋线美容法的治疗范围

埋线美容法的治疗范围非常广泛，不仅对一些损美性疾病疗效甚佳，就是对一些现代病，诸如疲劳综合症、郁闷、性冷淡、隐性更年期等，也都有良好的治疗效果。

一、防未病，健体增免疫

《素问·四气调神大论》曾说："是故圣人不治已病治未病；不治已乱治未乱。夫病已成后药之，乱已成而后治之，譬如渴而穿井，斗而铸锥，不亦晚乎！"埋线美容法通过羊肠线在腧穴内的长久刺激，可以激发经气，促进气血运行，增强脏腑功能，令正气得复，免疫功能加强，抵御外邪能力得到进一步巩固，使正气处于相对优势，则"正气存内，邪不可干。"当前，由于生活压力、工作紧张、污染严重，许多人的身体处于亚健康状态，通过埋线美容法，可体健身强，正胜邪退。

二、行气血，除障通经络

医圣张仲景曾经说过："针灸之法，应宜精思，必通十二经络。"经络是气血运行的通路，其内联五脏六腑，外接四肢百骸、皮肉筋骨。营养物质源源不断地供给机体各个组织和器官，都是靠经络这一通路，经络是新陈代谢的必须和保障。如经络不畅，产生瘀滞，则会出现许多损美性疾病，如黄褐斑、毛发脱落、硬皮症、鱼鳞病、中风后遗症等。埋线美容则可清除经络中的阻塞或沉积，令其排出体外，推动气血的运行，将水谷精微等营养物质输送到全身，以美肌肤，养容颜。

三、凉血液，祛风止瘙痒

损美性疾病，一般多和皮肤有关，多表现在皮肤表面。皮肤的表面皮损之处，如出现潮红及红斑，多由血热造成，热入营血，发为疮疡。正如《灵枢·痈疽》篇说："营卫稽留于经脉之中，则血泣而不行，不行则卫气从之而不通，壅遏而不得行，故热，大热不止，热盛则肉腐，肉腐则为脓"，血热则生风，风盛则痒。埋线美容法通过羊肠线对腧穴的刺激作用，可以调整脏腑功能，凉血泻热；通过血流量的增加，而"自行风自灭"，以祛风止痒。在临床中，常见的痤疮、酒渣鼻、丘疹性湿疹、青少年白发、过敏性紫癜等，都可用埋线美容法取效。

四、化瘀滞，行血除痹痛

经络在人体内四通八达，畅通无阻，运送气血。但是气血壅滞，不得宣通，会造成经络闭阻，气血失调；或气血偏盛偏衰，或气血逆乱，亦或营卫之气不宣，气血不行，血不养肤。治之，则应按《灵枢·九针十二原》所说："以微针通其经脉，调其气血"。埋线美容法通过腧穴内长时间埋入羊肠线的刺激，调理气血，化瘀消滞，通络行痹，并可以消除由于气血瘀滞而引起的疼痛。如在损美性疾病中经常看到手足怕冷、红斑狼疮、硬皮症、干燥综合征、白塞病以及肩周炎、腰腿痛、结节性红斑、脉管炎等。

五、除湿浊，健脾益中气

脾为坤土之脏，主运化水湿。水湿是造成损美性疾病的主要原因之一。正如《内经》所云："地之湿气感则害皮肉筋脉"，又云："汗出见湿，乃生痤痱"。脾虚不健运，则水湿停滞，尤其是当代青年人，喜饮冰水或啤酒，以及烧烤海鲜、辛辣之品，以致损伤脾阳，升清无力，而令湿邪泛滥，浸淫成疮。我们平常所见到的带状疱疹、脚癣、丹毒、泛发性湿疹等即是，都可采用埋线美容法予以治疗。

六、清热邪，解毒消炎症

《素问·阴阳应象大论》说："壮火食气"。热为阳邪，发病迅速，蔓延极快，容易造成皮损鲜红；热盛还可化火化毒，侵犯人体血分，聚于局部，腐肉成疮疡痈肿。在损美性疾病中，常见的抱头火丹、流火、疖肿、单纯疱疹、毛囊炎、脓疱疮等即是热邪壅聚，营卫不和而成。用埋线美容法对腧穴进行刺激，则可清热解毒，消炎消肿。

七、养阴血，滋润养肌肤

《景岳全书·血证》说："故凡为七窍之灵，为四肢之用，为筋骨之柔和，为肌肉之丰盛，以致滋脏腑、安魂魄、润颜色、充营卫，津液得以通行，二阴得以调畅，凡行至所在，无非血之用也"。《难经·二十二难》则概括为"血主濡之"。故一旦阴血不足，就会令肌肤失养，就会出现皮肤干燥、瘙痒、脱屑，甚至肌肤甲错。在临床中经常见到的损美性疾病，如风瘙痒、脂溢性皮炎、神经性皮炎、老年瘙痒症、银屑病等，其病因即源于此。用埋线美容法，通过对俞穴的良性刺激，加速气血运行，可令新血得生，肌肤得养。

八、消脂肪，平衡减赘肉

现代人由于饮食结构的改变，嗜食烧烤海味、辛辣之品以及酒浆，更频于奔波而少于运动，故肥胖之人越来越多。许慎在《说文解字》中说："肥：多肉也"，"胖：半体肉也"。《灵枢·卫气失常论》则说："人有肥，有膏，有肉"。肥胖，目前是世界性难题，吃药、手术都有副作用，其他方法又容易反弹，针灸效果很好，但每天针刺难免让人又有畏惧感；而埋线美容法则克服了以上方法的不足，而又效果明显，故现在减肥中心或养生馆都在采用埋线减肥。

第十章　埋线美容法的禁忌及注意事项

埋线美容法要想取得好的疗效，避免事故的发生，就必须要谨守禁忌及注意事项。

一、禁忌

1. 5 岁以下儿童禁用或慎用本法。
2. 晕针者不宜采用本法。
3. 严重心脏病、糖尿病及高热患者，不宜采用本法。
4. 孕妇及女子月经期禁用本法。
5. 肺结核活动期、骨结核患者禁用本法。
6. 羊肠线过敏者不宜采用本法。
7. 身体极度虚弱或有出血倾向者，不宜采用本法。

二、注意事项

1. 严格消毒，避免感染。
2. 遵守操作规程，针不可刺入太深，更不可伤及血管和神经。
3. 线宜埋在皮下组织和肌肉之间，不宜埋入脂肪中，避免脂肪液化而渗出。
4. 埋线后，线头不可露出皮肤外，以防感染。
5. 在同一腧穴上做多次施术时，应偏离前次治疗的局部。
6. 受术局部如有感染或溃疡，此处不宜施术，应更换俞穴。
7. 头部刺入时应谨慎，决不可强用暴力。
8. 面部血管丰富，出针时应缓慢，并用消毒干棉球按压半分钟，以防出血或血肿。
9. 胸部、背部、肩上等部位，不可直刺，应以斜刺为宜，不可伤及内脏。
10. 督脉俞穴以不过脊髓膜为度，防止发生意外。
11. 关节腔内不可埋线，以免影响关节活动。
12. 施术时取穴宜精简，一般以 1~3 穴为宜。

第十一章 埋线美容法的选穴和配穴

选穴和配穴，亦即埋线美容法的处方，是施术取效的关键。选穴和配穴是否恰当、是否合理，直接关系到疗效。正如明代医学家高武在《针灸聚英·百症赋》中说："百症俞穴，再三用心。"

一、选穴

（一）局部选穴

亦即选取病变部位及其附近的腧穴进行施术。局部选穴的应用非常广泛，常用于治疗体表部位明显和较局限的损美性疾病。如腱鞘囊肿常选用阿是穴；肩周炎则选取肩髃和极泉穴；三叉神经痛则以下关为主穴；狐臭则取极泉穴和其附近的肩井穴。

（二）远部选穴

亦即是病变部位的远距离取穴，其又被称为"远道取穴"。《黄帝内经》称其为"远道刺"。

1. 循经选穴　即根据病变部位所在脏腑经络，选取本经腧穴进行施术，亦如《医学入门·针灸》所说："因各经之病，而取各经之穴者，最为要诀"。如暗疮，则多选取多气多血之阳明经的迎香、曲池、合谷进行施术。又如落枕，则多选用养老穴进行施术，皆因其经络循行颈肩部位。

2. 异经选穴　亦即病因取穴，根据病变的原因，脏腑之间、经络之间的关联，而选用腧穴。如治疗口臭，除选取劳宫穴之外，还可以选取内庭穴，以消除体内积滞之食物和秽浊之气味；又如足癣，除选取八风穴之外，还可以选取阳陵泉，以祛湿浊。

3. 对症选穴　亦即根据病变的症状，而选取对症治疗的腧穴。如治疗荨麻疹，多选取血海、三阴交，寓有"血行风自灭"之意；并可捂选曲池，以清热解毒、凉血；捂选风市以消散风邪，共同作用之，则收效更速。

二、配穴

（一）前后配穴

亦即"腹背阴阳配穴法"。前，又为腹部，又为阴；后，又指背部，又为阳。《黄帝内经》中称其为"偶刺"。如治疗冻疮，其主因为阳气不能温煦四末，故前取中脘，后取命门。再如治疗乳房下垂，前可取膻中、膺窗、乳根穴；后配天宗，因其在背后正对乳房。

（二）上下配穴

亦即身体上部的腧穴和下部的腧穴相互配伍，组合成方。正如《灵枢·终始》篇所说："病在上者下取之，病在下者高取之，病在头者取之足，病在足者取之腘"。如治疗酒渣鼻，既可选取上部的素髎、曲池、合谷等腧穴，又可选取下部的内庭穴。又如对于身体过于消瘦者，既可取上部的中脘、梁门穴，又可取下部的足三里穴。

（三）左右配穴

此是根据经络循行过程中，经络在头面部进行交叉循行的特点，而选取腧穴施术。正如《灵枢·阴阳应象大论》中提出："以右治左，以左治右的配穴"。《标幽赋》也说："左有病而右畔取"。在施术过程中，往往既可独取患侧腧穴，也可健患两侧腧穴同时选取。如治疗上眼睑下垂，往往既取患侧阳白穴，又取健侧合谷穴。又如面瘫，既取患侧颊车、地仓，又取健侧合谷穴、手三里穴。

（四）表里配穴

由于脏腑和经脉皆有表里关系。任何一脏都有与之相配的腑，任何一经脉都有与之相表里的经脉相配，如某一脏腑或经脉发生了病变，即可选取与之相表里的经脉的腧穴组方配伍。正如《素问·阴阳应象大论》所说："从阴引阳，从阳引阴"。又如治疗乳腺增生症，既可选用肝经的太冲穴，又可括选与之相表里的胆经足临泣穴，则可加强治疗效果。

（五）远近配穴

亦即病变周围或"以痛为腧"的近部腧穴和远部腧穴配合使用。如带状疱疹则以局部的阿是穴、远端的阴陵泉相配伍；痔疮则以局部的长强和远端的承山相配伍。

（六）标本配穴

其配穴的宗旨是：在配穴时，既重视病变局部，又重视其病变的实质，标本结合，以达治愈。如治疗肥胖症时，既要施术于最肥胖的部位阿是穴，以治其标，又要选择中脘消食导滞、降浊；关元运水湿、抑吸收、促分解；还要选择天枢、足三里健脾利湿，通利肠腑以治其本，而令肥胖得减，脂肪得消。又如治疗泪溢症，则多选用承泣、睛明、四白，用以通经络活气血，以治标；还要选择肝俞、肾俞以补益肝肾而治本。

第十二章　埋线美容法的经穴

所谓经穴者，就是指经络和腧穴。中医认为，人体各组织器官之间，表里之间是相互联系的，而这种联系是靠经络来完成的，正是经络才得以将气血送到全身。正如《灵枢·本脏》曰："经脉者，所以行气血而营阴阳，濡筋骨利关节者也"。而腧穴又被称为孔穴、穴位，是气血出入之所在，如《千金翼方》指出："凡诸孔穴，名不徒设，皆有深意"。埋线美容欲取得预期的效果，必须掌握好经穴。

一、埋线美容的常用经络

明代大医学家李梴在《医学入门》中说："医而不知经络，犹人夜行无烛"。由此可见经络对于医者是何等重要。正如《内经·经别》云："人之所以生，病之所以成，人之所以治，病之所以起，学之所以始，工之所止也"。

（一）手太阴肺经（图14）

起于中府，止于少商。

作用："肺主皮毛"。皮肤纹理粗糙、毛孔粗大、调节皮脂腺分泌、增加皮肤弹性、改善皮肤色泽。

主治：痤疮、疔疮、脂溢性皮炎、过敏性皮炎、皮肤瘙痒症、荨麻疹、过敏性鼻炎、斑秃等。

（二）手阳明大肠经（图15）

起于商阳，止于迎香。

作用：通腑排浊、泻火清热、消风止痒、解毒镇痛。

主治：痤疮、色斑、荨麻疹、玫瑰糠疹、接触性皮炎、酒渣鼻、须疮、口周皮炎、脂溢性皮炎。

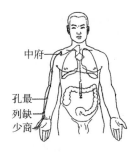

图 14　手太阴肺经

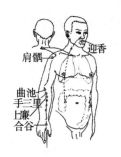

图 15　手阳明大肠经图

（三）足阳明胃经（图 16）

起于承泣，止于历兑。

作用：可增强机体免疫力、并可清热泻实、祛火解毒、消积导滞、排毒祛秽。

主治：身体瘦弱、乳房发育不良、乳房下垂、乳痈、痤疮、酒渣鼻、湿疹、白屑风、脂溢性脱发、口周皮炎、单纯疱疹、肥胖症、慢性唇炎等。

（四）足太阴脾经（图 17）

起于隐白，止于大包。

作用：《金匮要略注》中说："五脏六腑之血，全赖脾气疏摄"。故脾可以改善气血对皮肤的滋润和濡养；还可益气和中，消肿止泻。

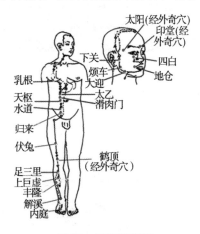

图 16　足阳明胃经

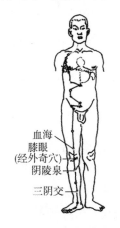

图 17　足太阴脾经

主治：面色萎黄、湿疹、头癣、慢性荨麻疹、脂溢性脱发、异位性皮炎、眼袋、汗疱疹、上眼睑下垂、肥胖症等。

（五）手少阴心经（图18）

起于极泉，止于少冲。

作用：《素问·痿论》曰："心主身之血脉"。其具有调节血流量、改善血液循环，令面色红润及安神定志、消除疲劳、清热泻火作用。

主治：神经性皮炎、慢性荨麻疹、过敏性皮炎、药物性皮炎、银屑病、多性日光疹、接触性皮炎、玫瑰糠疹、多形性红斑等。

（六）手太阳小肠经（图19）

起于少泽，止于听宫。

作用：具有增加血流量、补充肌肤营养、改善肤色、增加润泽、淡化色斑及清热、泻火、解毒作用。

主治：暗疮、湿疹、神经性皮炎、毛囊炎、丹毒、接触性皮炎、药物性皮炎、多形性红斑等。

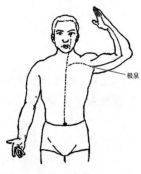

图18　手少阴心经

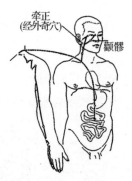

图19　手太阳小肠经

（七）足太阳膀胱经（图20）

起于睛明，止于至阴。

作用：调节内分泌、改善皮肤粗糙、增加皮肤细腻、淡化皮肤色斑、减少皮肤皱纹。

主治：黄褐斑、雀斑、妊娠纹、黑变病、毛囊周围角化症、蛇皮症、小蓟苔藓等。

（八）足少阴肾经（图21）

起于涌泉，止于俞府。

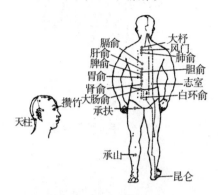
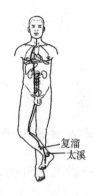

图20　足太阳膀胱经　　　　图21　足少阴肾经

作用：补虚强壮、增强机体免疫力、改善过敏体质、补充元阴元阳、清降妄动虚火。

主治：黄褐斑、黑眼圈、黑变病、瘙痒症、斑秃、红斑狼疮、皮肌炎、硬皮症、网状青斑。

（九）手厥阴心包经（图22）

起于天池，止于中冲。

作用：改善血流量、增加对肌肤的营养，可镇静、安神、定志、降心火、除心烦。

主治：疗疮、神经性皮炎、脂溢性皮炎、脓疱疮、鹅口疮、舌下腺炎、瘙痒症。

（十）手少阳三焦经（图23）

起于关冲，止于丝竹空。

作用：消瘀导滞、畅通经络，祛除秽浊，净化内环境。

主治：痤疮、酒渣鼻、粟丘疹、结节性红斑、神经性皮炎、结节性痒疹、多形性红斑。

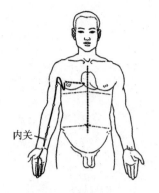

图22 手厥阴心包经

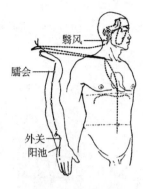

图23 手少阳三焦经

（十一）足少阳胆经（图24）

起于瞳子髎，止于足窍阴。

作用：清热利湿、泻火解毒、祛除秽浊、排出毒素。

主治：急性湿疹、带状疱疹、痤疮、丹毒、结节性红斑、臁疮、单纯痒疹、阴囊湿疹、多发性疖肿。

（十二）足厥阴肝经（图25）

起于大敦，止于期门。

作用：疏肝利胆、畅达气机、改善气血运行、调理因气血不合而出现的皮肤疾患。

主治：黄褐斑、黑变病、盘状红斑狼疮、斑秃、乳腺增生、乳房湿疹、带状疱疹、甲剥离症、慢性湿疹、外阴白斑等。

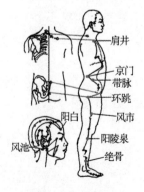

图24 足少阳胆经

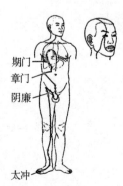

图25 足厥阴肝经

（十三）督脉（图 26）

起于长强，止于龈交。

作用：总督阳气、鼓动气血运行、增强免疫力、还可清热、凉血、泻火、解毒。

主治：痤疮、疔疮、湿疹、神经性皮炎、接触性皮炎、日光性皮炎、药疹、颈椎病、荨麻疹。

（十四）任脉（图 27）

起于会阴，止于承浆。

作用：涵蓄十二经气血、促进气血运行、荣润肌肤、补充肌肤营养；对女性月经不调及带下症有调理作用。

主治：干燥综合征、慢性荨麻疹、白癜风、皮肌炎、痒疹、老年性皮肤瘙痒症、单纯性肥胖、乳房下垂。

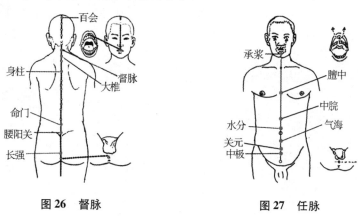

图 26　督脉　　　　　　　　图 27　任脉

二、埋线美容常用俞穴

《千金翼方》说："孔穴者，经络所行往来处，行气远入抽病也"。埋线美容法亦即用腧穴的治疗作用而施术，故对常用腧穴必须熟练掌握。

（一）手太阴肺经

1. 中府

定位：胸前壁外上方，前正中线旁开6寸，平第一肋间隙处。

主治：痤疮、颜面浮肿、哮喘、咽喉炎。

2. 孔最

定位：尺泽与太渊连线上，腕横纹上7寸处。

主治：结膜炎、扁桃体炎、鼻衄、头痛。

3. 列缺

定位：桡骨茎突上方，腕横纹上1.5寸。

主治：荨麻疹、风疹、面肿、湿疹、瘙痒症、面神经麻痹、扁桃体炎、落枕、音喑。

（二）手阳明大肠经

1. 合谷

定位：手背，第一、二掌骨之间，约平第二掌骨中点处。

主治：痤疮、荨麻疹、神经性皮炎、酒渣鼻、银屑病、扁平疣、黄褐斑、红斑狼疮、风疹、带状疱疹、冻疮、日光性皮炎、结膜炎、上眼睑下垂、斜视、泪溢、面肌痉挛、面神经麻痹。

2. 上廉

定位：在阳溪穴与曲池穴连接上，曲池穴下3寸处。

主治：头痛、半身不遂、手臂麻木、网球肘。

3. 手三里

定位：在阳溪穴与曲池穴连接上，曲池穴下2寸处。

主治：白癜风、落枕、失音、单纯性甲状腺肿大、网球肘。

4. 曲池

定位：屈肘，成直角，当肘横纹外端与肱骨外上髁连线的中点。

主治：丹毒、荨麻疹、痤疮、风疹、玫瑰糠疹、神经性皮炎、瘙痒症、白癜风、日光性皮炎、银屑病、湿疹、酒渣鼻、颈淋巴结肿大。

5. 肩髃

定位：肩峰前下方，肩峰与肱骨大结节之间；臂平举时，肩部出现两个凹陷，前方凹陷即是。

主治：荨麻疹、狐臭、颈淋巴结核、腮腺炎、肩周炎。

6. 迎香

定位：鼻翼外缘中点旁开0.5寸，鼻唇沟中。

主治：酒渣鼻、痤疮、脂溢性皮炎、鼻疖、面神经麻痹、面肌痉挛、过敏性鼻炎。

（三）足阳明胃经

1. 四白
定位：目正视，瞳孔直下，当框下孔凹陷中。
主治：泪溢症、结膜炎、面神经麻痹、眼袋、斜视、麦粒肿。

2. 地仓
定位：口角旁0.4寸。巨髎穴直下取之。
主治：单纯疱疹、疔疮、面神经麻痹、口周皮炎、黄褐斑、痤疮。

3. 大迎
定位：下颌角前1.3寸，咬肌附着部前缘。
主治：面神经麻痹、面肌痉挛、腮腺炎、斜视、下颌关节炎、

4. 下关
定位：颧弓下缘，下颌骨髁状突之前方，切迹之间凹陷中。合口有孔，张口即闭。
主治：面神经麻痹、面肌痉挛、痤疮、聤耳。

5. 乳根
定位：第五肋间隙，乳头直下。
主治：乳房发育不良、产后少乳、乳腺炎、乳房下垂。

6. 太乙
定位：脐上2寸，前正中线旁开2寸。
主治：身体消瘦、腹部肥胖、面色萎黄。

7. 滑肉门
定位：脐上1寸，前正中线旁开2寸。
主治：腹部肥胖、面色萎黄、皮肤粗糙、蛇皮症。

8. 天枢
定位：脐旁2寸，平脐。
主治：荨麻疹、湿疹、肥胖症、面色萎黄、泻泄、消化不良。

9. 水道
定位：脐下3寸，前正中线旁开3寸。
主治：水肿、疝气、痛经、带下症、月经不调。

10. 归来
定位：脐下4寸，前正中线旁开2寸。

主治：子宫下垂、闭经、带下症。

11. 伏兔

定位：髂前上棘与髌骨外上缘连线上，髌骨上缘上6寸。

主治：荨麻疹、脚气。

12. 足三里

定位：犊鼻穴下3寸，胫骨前嵴外一横指处。

主治：荨麻疹、风疹、痤疮、丹毒、湿疹、肥胖症、面神经麻痹、半身不遂后遗症、上眼睑下垂、身体瘦弱、乳房发育不良。

13. 上巨墟

定位：足三里穴下3寸。

主治：荨麻疹、白癜风、肥胖症。

14. 丰隆

定位：外髁高点上8寸，条口穴外1寸。

主治：痤疮、湿疹、肥胖症、红斑狼疮、甲状腺机能亢进。

15. 解溪

定位：足背踝关节横纹中央，拇长伸肌腱与趾长伸肌腱之间。

主治：脚癣、结膜炎、足扭伤、甲状腺机能亢进、急性扁桃体炎。

16. 内庭

定位：足背节二、三趾间缝纹端。

主治：痤疮、脚癣、口臭、面神经麻痹、鼻衄。

（四）足太阴脾经

1. 三阴交

定位：内踝高点上3寸，胫骨内侧面后缘。

主治：黄褐斑、痤疮、丹毒、荨麻疹、湿疹、神经性皮炎、皮肤瘙痒症、日光性皮炎、银屑病、下肢静脉曲张、玫瑰糠疹。

2. 阴陵泉

定位：胫骨内侧髁下缘凹陷中。

主治：湿疹、荨麻疹、神经性皮炎、水肿、下肢静脉曲张、鹤膝风。

3. 血海

定位：髌骨内上缘上2寸。

主治：荨麻疹、湿疹、瘙痒症、日光性皮炎、神经性皮炎、银屑病。

（五）手少阴心经

极泉
定位：腋窝正中，腋动脉搏动处。
主治：狐臭、颈淋巴结核。

（六）手太阳小肠经

颧髎
定位：目外眦直下，颧骨下缘凹陷中。
主治：痤疮、黄褐斑、扁平疣、面神经麻痹、面肌痉挛、面浮肿。

（七）足太阳膀胱经

1. 攒竹
定位：眉头凹陷中。
主治：上眼睑下垂、斜视、面神经麻痹、面肌痉挛、泪溢症。
2. 天柱
定位：后发际正中直上0.5寸，旁开1.3寸，当斜方肌外缘凹陷中。
主治：泪溢症、颈椎病、甲状腺机能亢进。
3. 大杼
定位：第一胸椎棘突下，旁开1.5寸。
主治：结膜炎、颈椎病。
4. 风门
定位：第二胸椎棘突下，旁开1.5寸。
主治：荨麻疹、痤疮、神经性皮炎、玫瑰糠疹。
5. 肺俞
定位：第三胸椎棘突下，旁开1.5寸。
主治：荨麻疹、痤疮、湿疹、酒渣鼻、瘙痒症、神经性皮炎、银屑病、白癜风、斑秃、扁平疣。
6. 膈俞
定位：第七胸椎棘突下，旁开1.5寸。
主治：痤疮、酒渣鼻、过敏性紫癜、荨麻疹、神经性皮炎、硬皮症、毛囊炎。

7. 肝俞

定位：第九胸椎棘突下，旁开1.5寸。

主治：黄褐斑、痤疮、扁平疣、神经性皮炎、银屑病。

8. 胆俞

定位：第十胸椎棘突下，旁开1.5寸。

主治：带状疱疹、胆囊炎、湿疹。

9. 脾俞

定位：第十一胸椎棘突下，旁开1.5寸。

主治：痤疮、黄褐斑、硬皮症、面色萎黄、斑秃、银屑病、肥胖症。

10. 胃俞

定位：第十二胸椎棘突下，旁开1.5寸。

主治：痤疮、口臭、口周皮炎、湿疹、肥胖症。

11. 肾俞

定位：第二腰椎棘突下，旁开1.5寸。

主治：斑秃、少年白发、皮肤瘙痒症、银屑病、黄褐斑、水肿、红斑狼疮。

12. 大肠俞

定位：第四腰椎棘突下，旁开1.5寸。

主治：荨麻疹、瘙痒症、湿疹、痤疮、丹毒。

13. 白环俞

定位：第四骶椎棘突下，旁开1.5寸。

主治：湿疹、带下症、疝气、痔疮。

14. 承扶

定位：臀横纹中央。

主治：丹毒、湿疹、银屑病、皮肤瘙痒症。

15. 委中

定位：腘横纹中央。

主治：丹毒、湿疹、银屑病、皮肤瘙痒症。

16. 志室

定位：第二腰椎棘突下，旁开3寸。

主治：水肿、斑秃、少年白发。

17. 承山

定位：腓肠肌两肌腹之间凹陷的顶端。

主治：湿疹、痔疮、小腿抽筋、脚癣。

18. 昆仑

定位：外髁高点与跟腱之间凹陷中。

主治：脚癣、甲状腺肿大、腰扭伤、落枕。

（八）足少阴肾经

1. 太溪

定位：足内髁高点与跟腱之间凹陷中。

主治：荨麻疹、红斑狼疮、水肿、面肌痉挛。

2. 复溜

定位：太溪穴上2寸，跟腱的前方。

主治：多汗症、泪溢症、水肿、面肌痉挛。

（九）手厥阴心包经

内关

定位：腕横纹上2寸，掌肌腱与桡侧腕屈肌腱之间。

主治：瘙痒症、汗疱疹、多汗症、红斑狼疮、甲状腺机能亢进。

（十）手少阳三焦经

1. 阳池

定位：腕背横纹中，指总伸肌腱尺侧缘凹陷中。

主治：神经性皮炎、红斑狼疮、扳机指。

2. 外关

定位：腕背横纹上2寸，桡骨与尺骨之间。

主治：神经性皮炎、红斑狼疮、带状疱疹、湿疹、落枕、面肌痉挛、急性结膜炎、腮腺炎。

3. 臑会

定位：尺骨鹰嘴与肩髎穴连线上，肩髎穴下3寸，三角肌后缘。

主治：颈淋巴结核、甲状腺囊肿。

4. 翳风

定位：乳突前下方，平耳垂后下缘的凹陷中。

主治：瘙痒症、神经性皮炎、脂溢性皮炎、风疹、面神经麻痹、腮腺炎。

（十一）足少阳胆经

1. 阳白

定位：目正视，瞳孔直上，眉上1寸。

主治：黄褐斑、上眼睑下垂、结膜炎、面肌痉挛、面神经麻痹、斜视。

2. 风池

定位：胸锁乳突肌与斜方肌之间凹陷中，平风府穴处。

主治：荨麻疹、风疹、神经性皮炎、脱发、结膜炎、甲状腺囊肿、面肌痉挛。

3. 肩井

定位：大椎穴与肩峰连线的中点。

主治：乳房下垂、落枕、乳腺炎、产后少乳、颈淋巴结核。

4. 京门

定位：第十二肋端。

主治：水肿、腰背疼痛。

5. 带脉

定位：第十一肋端直下平脐处。

主治：疝气、带下症、闭经。

6. 环跳

定位：股骨大转子高点与骶管裂孔连线的外1/3与内2/3交界处。

主治：臀部下垂、腰痛。

7. 风市

定位：大腿外侧正中，腘横纹水平线上7寸。

主治：荨麻疹、风疹、湿疹、玫瑰糠疹、神经性皮炎、瘙痒症、脚气。

8. 阳陵泉

定位：腓骨小头前下方凹陷中。

主治：带状疱疹、神经性皮炎、面神经麻痹、面肌痉挛、脚癣。

9. 绝骨

定位：外踝高点上3寸，腓骨后缘。

主治：脚癣、落枕、痔疮、颈淋巴结核、咽喉肿痛。

（十二）足厥阴肝经

1. 太冲
定位：足背，第一、二跖骨结合部之前凹陷处。
主治：黄褐斑、面神经麻痹、结膜炎、甲状腺囊肿、甲状腺机能亢进。
2. 阴廉
定位：曲骨穴旁2寸，直下2寸。
主治：疝气、带下症、阴部湿疹。
3. 章门
定位：第十一肋端。
主治：皮肤瘙痒症、湿疹。
4. 期门
定位：乳头直下方，第六肋间隙。
主治：黄褐斑、湿疹、乳腺炎。

（十三）督脉

1. 长强
定位：尾骨尖下0.5寸，约当尾骨尖端与肛门的中点。
主治：脱肛、痔疮、便秘。
2. 腰阳关
定位：第四腰椎棘突下。
主治：痔疮、腰背酸疼、便秘、水肿、荨麻疹。
3. 命门
定位：第二腰椎棘突下。
主治：荨麻疹、硬皮病、瘙痒症。
4. 身柱
定位：第三胸椎棘突下。
主治：疔疮、银屑病、风疹、过敏性皮炎。
5. 大椎
定位：第七颈椎棘突下。
主治：痤疮、疔疮、湿疹、酒渣鼻、瘙痒症、荨麻疹、神经性皮炎、颈椎病。

6. 百会

定位：后发际正中直上7寸。

主治：斑秃、脂溢性脱发、青少年白发、子宫下垂、上眼睑下垂、泪溢症。

（十四）任脉

1. 中极

定位：脐下4寸。

主治：痤疮、子宫下垂、水肿、疝气。

2. 关元

定位：脐下3寸。

主治：面色不华、身体消瘦、红斑狼疮、疝气、肥胖症。

3. 气海

定位：脐下1.5寸。

主治：面色苍白、颜面浮肿、肥胖症、湿疹、荨麻疹。

4. 水分

定位：脐上1寸。

主治：水肿。

5. 中脘

定位：脐上4寸。

主治：荨麻疹、冻疮、肥胖症、硬皮病、湿疹、面色萎黄。

6. 膻中

定位：前正中线，平第四肋间隙。

主治：乳房下垂、乳房发育不良、湿疹、产后少乳、荨麻疹。

7. 承浆

定位：颏唇沟的中点。

主治：痤疮、口臭、颜面浮肿、脂溢性皮炎、面神经麻痹、面肌痉挛。

（十五）经外奇穴

1. 印堂

定位：两眉连线的中点。

主治：痤疮、酒渣鼻、疔疮、麦粒肿、结膜炎。

2. 太阳

定位：眉梢与目外眦连线的中点，向后1寸凹陷中。

主治：麦粒肿、结膜炎、斜视、面神经麻痹、痤疮、湿疹、鱼尾纹。

3. 牵正

定位：在耳垂前0.5~1寸。

主治：口臭、面神经麻痹、面肌痉挛。

4. 子宫

定位：中极穴旁开3寸。

主治：子宫下垂、黄褐斑、子宫肌瘤。

5. 鹤顶

定位：髌骨上缘正中凹陷中。

主治：鹤膝风。

6. 膝眼

定位：髌骨下两侧凹陷中。

主治：鹤膝风、脚气。

下 篇

埋线美容法临床证治

　　清代著名中医学家徐大椿在《医学源流论》中说："治病者，必先分经络，脏腑之所在……然后择何经何脏对病之药而治之。"埋线美容法也须如此，这样才可令矢中的。埋线美容法如才露尖尖角的小荷，欲成为临风摇曳，绽放的荷花，尚需众人不断努力，才能在美容界不断拓展其治疗范围，为我所用。中医美容就是如此，往往在意想不到的时候，意想不到的奇迹突然出现在你我面前，让人大吃一惊。

第一章　直接损美性疾病

第一节　痤　疮

　　痤疮是西医病名，中医称其为"肺风粉刺"、"酒刺"或"面疱"、"面粉渣"。是以青春期时生于面部的粟疹脓疱，破溃时有黄、白色粉汁为特征的皮肤病（图28）。

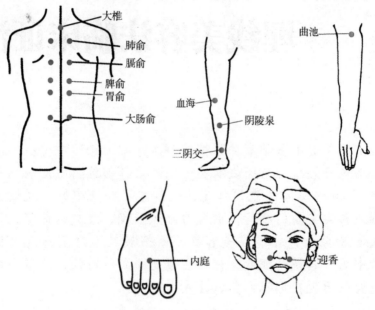

图28　治疗痤疮取穴

【辨证要点】

　　1. 血热生风　暗疮生在颜面，一般女性多在月经前加重，月经后则减轻。

　　2. 肺经风热　暗疮多在颜面额部，一般为红色小丘疹，也或顶端有黑头。

3. 脾胃湿热　面部多为油性皮肤，暗疮多在面颊部或胸背部，颗粒较大或有硬结、脓疮，破溃时有黄色或白色脓汁流出。

【治疗原则】清胃泻火、凉血解毒。

【治疗方法】埋线针刺法。

1. 取穴

主穴：大椎、肺俞、膈俞、脾俞、胃俞、大肠俞。

配穴：血热生风加三阴交、血海；肺经风热加曲池；脾胃湿热加阴陵泉、内庭。

面部针刺迎香、阿是穴。

2. 方法

（1）用常规法将选取俞穴消毒。

（2）用8号美容埋线针，将0.5～1cm长0号羊肠线从针头插入，垂直刺入俞穴，得气后，退出针管，将线推入腧穴。

（3）用创可贴贴敷针孔，保留24小时。

（4）毫针刺入面部腧穴，留针30分钟。

（5）埋线20天治疗1次，2次为1个疗程，毫针隔天治疗1次，20天为1个疗程。

3. 方解　大椎为督脉之腧穴，又为三阳经交会穴，可以清热泻火、凉血排毒；肺俞、膈俞、脾俞、胃俞、大肠俞皆为足太阳膀胱经之腧穴，膈俞穴为血会穴，其余又分别为肺、脾、胃、大肠的背俞穴，肺俞可清泻肺热，且"肺主皮毛"，故祛面部痤疮；膈俞可活血、凉血、清血中热邪；脾俞可补血活血，兼祛湿热；胃俞可清肺胃之蕴热；大肠俞可泻热且可导滞，引热下行。三阴交、血海皆为足太阴脾经之腧穴，三阴交又为肝、脾、肾三阴经交会穴，二穴可以活血、消淤、通络；曲池为手阳明大肠经之"合"穴，可以清热、泻火、排毒；阴陵泉为足太阴脾经之腧穴，可以清湿热；内庭为足阳明胃经之俞穴，可以泻毒火，迎香为手阳明大肠经之腧穴，阳明经多气多血，故其可活血清热，泻火排毒。

【注意事项】

1. 少吃辛辣、油腻及含糖量高的食品，不要喝浓茶、浓咖啡。

2. 不要用手随意挤压粉刺以免感染。

3. 不可用含激素类化妆品，更不可乱服药物。

4. 注意休息，保障睡眠。

5. 多吃水果蔬菜，保持大便通畅。

6. 用温水洗脸，可选用硫磺香皂。

第二节　面部皱纹

当面部表情肌收缩时，面部会出现暂时性皱纹，但表情肌舒张后，皱纹仍不消失，就会在脸上形成永久性皱纹。面部皱纹的产生，是随着年龄的增大，皮脂腺逐渐萎缩，脂肪减少，皮肤变薄，皮下纤维组织由于缺少营养而逐渐老化，变硬或断裂，而一些不良习惯和一些习惯性动作则加快了纤维老化的进程。如喜皱眉头等。老化的纤维使皮肤的弹性降低而松弛，更使皱纹加深（图29）。

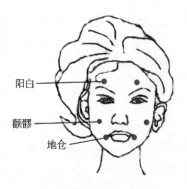

阳白

颧髎

地仓

图29　治疗面部皱纹取穴

【辨证要点】

1. 脾胃虚弱　面部皱纹过早出现，皮肤干燥、少润泽、面色苍白、体乏无力、少气懒言、食欲不振，腹胀便溏，女性多伴月经不调。

2. 肝肾阴虚　面部皱纹较深，面色晦暗少泽，平素失眠多梦，腰膝酸软、小腿抽筋、五心烦热、男性可伴阳痿，女性可伴月经不调。

3. 肝郁气滞　平日眉头紧锁，皱纹早现，心情不畅、烦闷易怒、或心绪不佳，忧心忡忡、乳房胀痛、月经不调。

【治疗原则】

1. 健脾益胃，调补气血。

2. 滋补肝肾，养肌润肤。

3. 疏肝理气，活血通络。

【治疗方法】埋线法。

1. 取穴　阳白、地仓、颧髎（均两侧）。

2. 方法

（1）用常规方法将以上腧穴消毒。

（2）选用7号美容埋线针，将0.5～1cm长00号羊肠线从针头插入，顺皮肤纹理，在距腧穴1～1.5cm处平刺入皮下，边退针管边将羊肠线顶入皮下腧穴处，出针后，按压针孔半分钟。

（3）用金霉素眼药膏涂布针孔。

（4）一般每 1~2 个月，可埋治 1 次。

3. 方解　阳白为足少阳胆经之腧穴，可以排出体内代谢产物，令经脉畅通；颧髎为手太阳小肠经腧穴，太阳经多血，故其可濡养皮肤；地仓为足阳明胃经之腧穴，阳明经多气血，故其养肌肤以除皱纹。

【注意事项】

1. 合理按排饮食，注意营养均衡。

2. 注意生活规律，保障睡眠时间。

3. 去掉"挤眉弄眼，皱眉促额"等不良习惯。

4. 经常做健身运动，特别是面部按摩。

5. 可每周做 1 次面部护理。

第三节　皮肤晦暗

在正常的生理条件下，表皮细胞代谢为 28 天 1 个周期，表皮基底层细胞经分裂成棘细胞层，再向上生长成颗粒层、透明层，最后成为死细胞的角质层。但伴随人们年龄的增加，以及环境的污染、饮食结构的变化，生活习惯的不规律，都会影响人体生理上的变化。特别是人的皮肤和外界自然环境接触最多，内因和外因，皆会造成表皮细胞的代谢生理周期延长，这使得皮肤变得粗糙老化；水分的减少也使得皮肤缺少弹性和润泽，肤色变得萎黄、晦暗、失色、少华、人的精神面貌也受到很大影响。

事实证明：腧穴的刺激可以调节人体内阴阳平衡，有利于细胞代谢周期的调整和恢复（图 30）。

【辨证要点】

1. 气血不足　肌肤晦暗少泽，缺乏生机；同时伴有面色失华，缺少应有的红润之光，女性同时伴有月经不调。

2. 脾胃两虚　皮肤粗糙，枯槁不泽；同时伴有面色萎黄，食欲不振，胃脘不舒，或头面、下肢浮肿，大便溏泻，月经不调等。

3. 痰饮阻滞　面色黧黑，肤色晦暗；同时伴有痰多身肿，少气懒言，口恶心烦，月经不调。

【治疗原则】

1. 补益气血，调养肌肤。

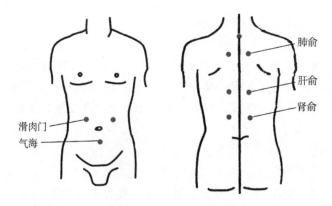

图 30　治疗皮肤晦暗取穴

2. 健脾益胃，悦泽皮肤。

3. 肺脾双补，濡润肌肤。

【治疗方法】埋线法。

1. 取穴　滑肉门、气海、肝俞、肺俞、肾俞。

2. 方法

（1）用常规方法将以上腧穴消毒。

（2）选用 8 号或 9 号美容埋线针，截取 1cm 长 0 号或 1 号羊肠线，将其从针头插入，在受术者腹部腧穴采用直刺法；背部腧穴采用平刺法，在距腧穴 1～1.5cm 处刺下，得气后，边退针管，边将线埋入腧穴。

（3）将创可贴贴敷针孔处，保留 24 小时。

（4）每 20 天治疗 1 次，2 次为 1 个疗程。

3. 方解　滑肉门为足阳明胃经腧穴，阳明经多气血，故可以濡养肌肤；气海为任脉之腧穴，又为与肝、脾、肾之交会穴，是人体真元之气汇集之处，故其可益气、养阴、强体；肺俞、肝俞、肾俞皆为足太阳膀胱经之腧穴，又分别为肺、肝、肾的背俞穴，"肺主皮毛"，故肺俞可滋润皮肤；肝俞、肾俞可滋阴养血，供给肌肤营养，则气血充盈，皮肤润泽。

【注意事项】

1. 注意饮食结构的合理性，保证饮食营食。

2. 经常食用对皮肤有润泽作用的食品，如芝麻、核桃、红枣、黄豆、花生、樱桃等。

3. 多吃蔬菜、水果和植物油。

4. 切忌辛辣和刺激性食物。

5. 定期做皮肤护理。

6. 不要吸烟及熬夜。

第四节　皮肤粗糙

皮肤粗糙，也就是中医所说的"肌肤甲错"、"体无膏泽"、"肌肤索泽"，皮肤多干燥，抚之碍手。其生成的主要原因，除遗传因素、外界气候、环境及工作劳累程度等因素外，机体的内分泌失调，毛囊角化过度是更重要的原因，也有一部分是因使用不当护肤品所致（图 31）。

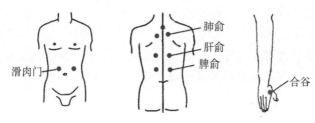

肺俞

肝俞

脾俞

滑肉门

合谷

图 31　治疗皮肤粗糙取穴

【辨证要点】

1. 气血亏虚　肌肤晦暗不华，粗糙少润泽；同时伴有面色苍白或萎黄，女性可有月经不调。

2. 气滞血瘀　肌肤枯涩粗糙、面色晦暗不润、胸胁胀满、心烦易怒、口苦口干，女性月经不调，多后期并色紫黑有血块。

3. 痰饮阻络　肌肤枯槁不泽，面色不华少润，同时伴有痰涎涌盛，口恶心烦，肌肤麻木失仁，下肢浮肿，女性多伴有月经不调或白带偏多。

【治疗原则】

1. 补益气血，滋养肌肤。

2. 理气活血，调理五脏。

3. 除痰通络，濡润肌肤。

【治疗方法】埋线法。

1. 取穴　滑肉门、合谷、肺俞、肝俞、脾俞。

2. 方法　用常规法将以上腧穴消毒。

选用 9 号美容针，截取 1 号羊肠线 0.5～1cm，将其从针之尖端插入，背部腧穴采用平刺法，在横向外侧距腧穴 1~1.5cm 处刺入，得气后，边退针管，边将羊肠线埋入腧穴；滑肉门和合谷采用直刺法，将线埋入腧穴。

用创可贴贴敷针孔，保留 24 小时。

每 20 天治疗 1 次，3 次为 1 个疗程。

3. 方解　滑肉门为足阳明胃经腧穴，阳明经多气多血，可以益气养血润肤；合谷为手阳明大肠经腧穴，又为其原穴，可以促进糟粕及毒素排出，以气血濡养肌肤；肺俞、肝俞、脾俞皆为足太阳膀胱经腧穴，其又分别为肺、肝、脾之腧穴，"肺主皮毛"，肝、脾造血补血，三穴则可行气血，濡润肌肤。

【注意事项】

1. 平日多食含汁较多的水果。

2. 注意饮食营养，可多食芝麻、核桃、瓜子、红枣、桂圆肉等。

3. 少吃一些辛辣和刺激性食物及烟、酒、浓茶、浓咖啡等。

4. 适当补充维生素 A。

5. 冬天加强对皮肤的保护。

第五节　皮肤老化

人的皮肤，也是随着年龄的增加而逐渐老化的，一般年龄在 30 岁以后，皮肤就开始出现老化，最明显的标志，就是面上鱼尾纹开始隐隐现出。皮肤老化的根本原因是皮肤细胞代谢障碍造成：皮肤的表皮细胞由基底层代谢到角质层需要 28 天，但如代谢周期延长，角质层在表皮停留时间过长，会造成皮肤老化、粗糙、干燥、缺少水分和光泽。如果过多使用护肤品，角质周期过短，代谢更生过快，也会造成细胞分裂变异，增殖膨胀而老化（图 32）。

另外，平日养护皮肤，预防皮肤老化，首先要有良好的心态，养成科学的生活习惯，维护皮肤细胞的正常生理规律。

【辨证要点】

1. 肾精虚损　皮肤渐渐出现干燥、粗糙、面部细小皱纹出现，同时伴有头晕、耳鸣、失眠多梦、腰膝酸软、小腿夜晚时常抽筋等。

2. 脾胃虚弱　皮肤渐渐失华少泽，面上细小皱纹和眼袋渐有出现，眼睑和下肢时有浮肿；并伴有少气懒言，食欲不振、痰多时嗽、便溏、女性可有月经不调、带下症等。

3. 肝气郁滞 皮肤晦暗少华，色泽灰褐而无光泽；同时伴有心情不畅，郁闷不解，愁眉而脸苦、喜长叹息，多有胸闷、气短、不舒以及月经后期有痛经、经色多黑紫色有血块。

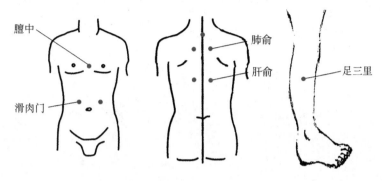

图32 治疗皮肤老化取穴

【治疗原则】

1. 滋阴补肾，调理气血。

2. 健脾养胃，润养肌肤。

3. 疏肝理气，活血濡肤。

【治疗方法】埋线法。

1. 取穴 膻中、滑肉门、足三里、肺俞、肝俞。

2. 方法

（1）用常规法将以上腧穴消毒。

（2）选用9号美容埋线针，截取1号羊肠线1～1.5cm，将其从针头插入，膻中穴、肺俞穴、肝俞穴用平刺法，在距腧穴1～1.5cm处刺入，膻中穴由上向下；肺俞穴、肝俞穴由外向脊柱方向，得气后，边退针管，边将羊肠线埋入穴下；其余腧穴，用直刺法，将线埋入腧穴。

（3）用创可贴贴敷针孔，保留24小时。

（4）每隔1个月治疗1次。

3. 方解 膻中穴为任脉之腧穴，又为气会穴，任脉为阴脉之海，故其可调理气血，以加强对皮肤濡养；滑肉门、足三里皆为足阳明胃经腧穴，阳明经多气多血，气血可振奋脏腑功能，促进新陈代谢，延缓皮肤老化；肺俞、肝俞皆为足太阳膀胱经腧穴，二者又分别为肺和肝的背俞穴，"肺主皮毛"，可以预防皮肤老化，"肝藏血"，可以养护肌肤。

【注意事项】

1. 保持乐观情绪，心胸豁达。

2. 饮食应多样化，保证营养的均衡。

3. 少食辛辣等刺激性食物。

4. 注重劳逸结合，生活要有规律。

5. 做好皮肤的护理，定期做养护。

第六节 黄褐斑

黄褐斑，是西医病名。中医称其为"蝴蝶斑"、"黧黑斑"等。是以面生面积大小不等的黄褐色、淡褐色斑片，不高出皮肤为特征的皮肤病（图33）。

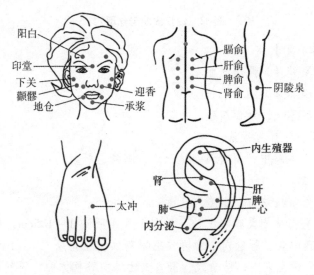

图33 治疗黄褐斑取穴

【辨证要点】

1. 肝郁气滞 皮损多为浅褐色至深褐色斑片，大小不定，呈对称性分布。女性可伴有心烦易怒，口苦咽干，胸胁胀满，乳房胀痛，月经不调等症，舌暗、苔薄白，脉弦滑。

2. 脾虚湿盛 皮损可见灰暗、灰黑或淡褐色斑片，多分布在鼻翼，前额及口周等处，可伴有神疲乏力，身体虚弱，少气懒言，食欲不振等；女性可伴有带下清稀；舌淡胖，苔腻，脉濡细。

3. 脾肾阳虚　皮损多为灰黑色或暗黑色，多以鼻背为中心，对称分布；同时伴有手足发冷，腰膝酸软，小便频多，男子阳痿，女子不孕等。舌红苔少，脉沉细。

【治疗原则】

1. 疏肝理气，活血通络。

2. 健脾化湿，益气活血。

3. 益肾温阳，滋养肌肤。

【治疗方法】埋线耳针法。

1. 取穴

主穴：印堂、阳白、颧髎、下关、迎香、地仓、承浆、阿是穴。

配穴：肝郁型加膈俞、太冲；脾虚型加脾俞、阴陵泉；肾虚型加肝俞、肾俞。

耳穴：肺、肝、脾、肾、心、内分泌、内生殖器、阿是穴。

2. 方法

（1）用常规法将以上腧穴消毒。

（2）选用 8 号美容埋线针，截取 1cm 长 0 号羊肠线，从针头顶端插入，面部、背部腧穴采用平刺法，在腧穴旁 1～1.5cm 处刺入，背部针刺方向多刺向脊柱，退针时，将线埋入腧穴；其余腧穴则采用直刺法埋线。

（3）面部则用金霉素眼药膏涂布针孔，身体腧穴则贴敷创可贴。

（4）耳穴每次选取 4～5 个穴位，先用采血针在一侧耳廓点刺出血；另一侧耳廓则贴压王不留行籽。

（5）体穴埋线开始每半个月治疗 1 次，3 次后则每 1 个月治疗 1 次；面部埋线只治疗 1 次；耳穴治疗每周 1 次，两耳交替。

3. 方解　印堂为经外奇穴，可以改善局部的气血运行，阳白为足少阳胆经腧穴，可以加快皮肤的代谢，促进代谢产物排出；颧髎为手太阳小肠经腧穴，太阳经多血，故其可以补血液，养肌肤；地仓、下关为足阳明胃经腧穴，阳明经多气多血，故其可加快气血运行，滋润皮肤；迎香为手阳明腧穴，可补益面部气血；承浆为任脉之腧穴，任脉为阴脉之海，其可行气活血，散淤去浊；阿是穴可直达病所。

膈俞、肝俞、脾俞、肾俞皆为足太阳膀胱经腧穴，其又分别为肝、脾、肾的背俞穴及血会穴，肝俞可疏肝理气，养肝阴，散郁结；脾俞可健脾益气，祛湿消斑；肾俞可补肾阴降虚火，膈俞以养血活血。

【注意事项】

1. 保持良好的心态：不急、不躁、不怒。

2. 避免太阳晒，外出可打伞或戴遮阳帽。

3. 不用含有激素类物质的化妆品。

4. 注意饮食结构，多吃蔬菜和水果，特别是含维生素 C 的水果；少吃辛辣食物。

第七节　产后腹部松弛

一些女性，生产过后，腹部却不能恢复过去的样子，出现松弛。皮肤表面毛孔粗大，褶子较多，呈亮白色波浪形条纹，长短不等，多横向，排列无序；皮肤抚之柔软，站立时，腹部的皮肤和皮下组织则松弛下坠，平卧时，则腹部皮肤略显凹凸不平，长期不消，一般多无任何自觉症状，这即是所谓的"产后腹部松弛"（图34）。

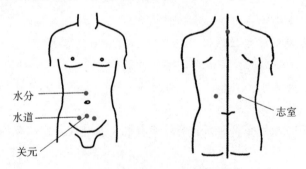

图34　治疗产后腹部松弛取穴

【辨证要点】

1. 气血亏虚　产后，腹部皮肤不能恢复原状，松弛、下坠、粗糙、不润，少华、无泽，同时伴有体乏无力，少气懒言，虚烦不眠，舌淡，苔白，脉沉细。

2. 肺脾两虚　产后，腹部皮肤松弛不收，纹理深邃，同时伴有倦怠乏力，食少纳差，皮肤干燥不泽，白带清稀量多，舌淡，脉细。

3. 瘀血阻络　产后，腹部皮肤松弛日久，同时伴有腹痛隐隐，经血不调，舌黯有瘀斑，脉弦涩。

【治疗原则】

1. 补益气血，濡养肌肤。

2. 健脾益肺，除湿通络。

3. 活血化瘀，通络养肤。

【治疗方法】埋线法。

1. 取穴　水分、水道、关元、志室。

2. 方法

（1）用常规法将以上腧穴消毒。

（2）选用8号美容针埋线，截取1~1.5cm长0号羊肠线，将线从针头部位插入，施直刺法刺入以上诸穴，到肌肉层，在退针时，将线埋入俞穴。

（3）用创可贴贴敷针孔。

（4）每20天治疗1次。

3. 方解　水分、关元、皆为任脉腧穴，任脉为阴脉之海，故水分可以祛湿邪，补气血，濡养肌纤维；关元又与肝、脾、肾三经相交，可补肝肾，益气血，增加肌纤维弹性；水道为足阳明胃经腧穴，阳明经多气血，气血旺盛，则筋脉得养，其又可祛湿邪，外邪出则经络畅通；志室为膀胱经腧穴，膀胱与肾相表里，故志室可补肾气，紧肌腠消松弛。

【注意事项】

1. 生产后应加强腹部锻炼。

2. 可适当做腹部皮肤护理及按摩等。

3. 适当改进饮食增加营养，煲汤时，可加一些中药，如黄芪就有紧腠理作用。

第八节　身材瘦弱

身高较一般同龄人矮小，身材较一般同龄人消瘦，但无任何其他症状。一般多为遗传性，也有因先天不足，造成体质虚弱，脏腑功能失调或脾胃虚弱，消化不良，运化失司；或小儿娇生惯养，喜吃零食并挑食，而造成营养失衡。这些皆会造成体内气血亏虚，不能充分地供给和补充人体营养物质，不能充润肌肤，使肌肉干瘪、消瘦，身材瘦小（图35）。

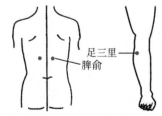

图35　治疗身材瘦弱取穴

【诊断要点】

1. 体重指数 BMI 比标准指标少 20% 以上。

2. 皮下脂肪：男性脂肪少于 5mm，女性少于 8mm。

3. 身材瘦小，骨骼凸露，肌肉凹少，皮肤粗糙。

【辨证要点】

1. 脾胃虚弱　身材瘦小、面色萎黄、皮肤粗糙、少华不润、体倦乏力、懒言嗜卧、食欲不振、食后腹胀、大便薄溏、舌淡苔白、有齿印痕。

2. 肝肾阴虚　身材瘦小、肤色晦暗、五心烦热、腰膝酸软、心烦易怒、口燥咽干、大便秘结、脉细数。

3. 脾肾阳虚　身材瘦小、肤色灰白少泽、形寒肢冷、神疲乏力、小便清长、大便溏泄、脉沉缓。

【治疗原则】

1. 健脾益胃、补益气血。

2. 滋补肝肾，养阴壮体。

3. 温肾健脾，荣肌养肤。

【治疗方法】埋线法。

1. 取穴　脾俞、足三里。

2. 方法

（1）用常规法将选取的腧穴消毒。

（2）选用 8 号美容埋线针，截取 1~1.5cm 长 0 号羊肠线，将其从针头部位插入针内，对脾俞穴施用斜针法，在距腧穴 1~1.5cm 处刺入，在退针时将线埋入腧穴；足三里施直刺法，将线埋入肌肉层。

（3）将创可贴贴敷针孔。

（4）每 20 天治疗 1 次。

3. 方解　脾俞穴为足太阳膀胱经腧穴，又为脾之背俞穴，可以健脾和胃，颐养后天；足三里为足阳明胃经腧穴，阳明经多气多血，故其可补虚损，调脏腑，令机体得养。

【注意事项】

1. 合理安排饮食结构，营养要均衡，不可偏食。

2. 睡眠要充足，提高睡眠质量。

3. 适当参加体育锻炼。

4. 如疾病致瘦，应尽快治疗。

第九节　臀部肌肉松弛

臀部的美，应是臀部圆满适度，肌肉不松弛下坠。而一些单纯肥胖者，由于其体内所含脂肪细胞数和所含细胞量超过正常人，而多余的脂肪则以"脂库"形式储存，一些女性的臀部则往往是"脂库"的重要部位。更由于较少运动，增厚的脂肪层由于重力作用，往往松弛下垂，使得臀部圆滚肥大。而用埋线法可消除多余脂肪，使肌肉坚韧，臀形优美（图36）。

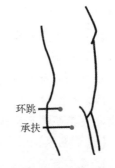

图36　治疗臀部肌肉松弛取穴

【诊断要点】

1. 女性髋部变宽，臀部脂肪丰满、肥厚。

2. 臀部肥大，脂肪下垂。

3. 臀围超过正常范围。

4. 腰围臀围比：女性：腰围/臀围＜0.8；男性：腰围/臀围＜1。

【辨证要点】

1. 胃肠实热　体肥健壮、臀部硕大、肌肉坚实、平日多食、喜吃零食、消谷善饥、喜锻炼、面色红润、大便秘结。

2. 脾虚痰浊　体肥臃肿、臀肥肉松、臀部肌肉下垂、胸部憋闷、气短乏力、体重倦怠、不喜锻炼、腹胀、饮食不多、喜饮茶汤、喜吃零食、苔白腻。

3. 气滞血瘀　形体肥胖，臀部肉松、臀部肌肉下垂、胸部憋闷、食欲亢进，月经不调，多后错，经量少，色紫暗，有血块，或有痛经，大便时干时软。

【治疗原则】

1. 清胃通腑，泻热润肠。

2. 健脾利湿，消痰化浊。

3. 活血理气，消脂除赘。

【治疗方法】埋线法。

1. 取穴　环跳、承扶。

2. 方法

（1）用常规法将选取的腧穴消毒。

（2）选取 9 号美容埋线针及 1 号羊肠线 1～1.5cm，将其从针之顶端插入，用直刺法刺入腧穴，令得气，退针时，将羊肠线埋入腧穴肌肉层内。

（3）用创可贴贴敷针孔。

（4）每 30 天治疗 1 次。

3. 方解　环跳为足少阳胆经腧穴，少阳经乃多气之经，故其可以疏经络，紧肌腠，调气机，清积滞；承扶为足太阳膀胱经腧穴，太阳经多血，故其可濡养筋脉，增加皮肤弹性，以消松弛。

【注意事项】

1. 要有良好心态，不可盲目收臀塑身，以免产生不良效果。

2. 不可摄入过多高热量食物，应合理安排饮食，多吃水果和蔬菜。

3. 可在专业人员指导下，进行收臀健身运动。

第十节　肥　胖　症

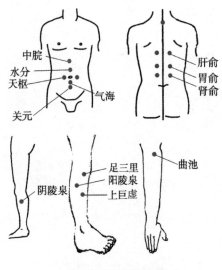

图 37　治疗肥胖症取穴

现在世界上肥胖者越来越多，已成为一大社会难题。据统计，仅我国目前就有肥胖者约 7000 多万。世界卫生组织确认：肥胖为内分泌与营养代谢疾病。所以，肥胖者除遗传因素外，注意调整饮食结构，控制热量的摄入，是预防肥胖的有效方法之一。因为过多的热量聚积在体内，就会形成脂肪沉积下来。自然环境与生态因素的影响，以及简单的有氧运动，也都对预防肥胖有一定的作用。实践证明，选用一定的穴位刺激，可以抑制胃肠道消化功能，控制机体小肠对营养物质的吸收，减少能量的吸收和储存，加快能量消耗，可以起到预防肥胖的作用（图 37）。

【诊断要点】

1. 体重指数 BMI 接近正常值的上限 22.9。

2. 体形生长不均称、部分肢体部位超过正常发育。

3. 平日不喜运动。

4. 有长时间看电视、玩电脑的不良习惯。

5. 特别是年龄在 30 岁以后的女性，因女性在 20～49 岁时容易发胖。

【辨证要点】

1. 胃肠积热　皮下脂肪结实、食欲好、喜食辛辣、煎烤食品、以及甜品、奶油制品，口中经常有异味、经常有便秘或有高血压倾向。

2. 脾气虚弱　皮肤较白、但缺少华润和光泽、生活优裕、整日无所事事、少运动、喜零吃、肌肉松软；女性月经多提前、量多、经色淡、白带较多。

【治疗原则】

1. 清肠胃、消瘀滞。

2. 健脾气，除浊积。

【治疗方法】埋线法。

1. 取穴

主穴：中脘、天枢、关元、足三里。

配穴：脾虚湿盛加水分、气海、阴陵泉；胃肠实热加胃俞、曲池、上巨墟；肝郁气滞加肝俞、阳陵泉；脾肾阳虚加肾俞、阴陵泉。

2. 方法

（1）根据症状，选取合适腧穴，并将俞穴分为两组，治疗时取单侧穴，左右交替。

（2）用常规法将选取腧穴消毒。

（3）选用 8 号美容埋线针，用 0 号羊肠线，截取 1～1.5cm，从针头部插入，背部用斜刺法，其余用直刺法，将羊肠线埋入腧穴。

（4）用创可贴贴敷针孔。

（5）每周治疗 1 次，4 次为 1 个疗程。

3. 方解　中脘、关元皆为任脉之腧穴，中脘且为胃之募穴和腑会之穴，可以消食、导滞、降浊、消脂；关元又为小肠之募穴，可以运水湿、抑吸收、促分解；天枢、足三里皆为足阳明胃经之腧穴，天枢又为大肠的募穴，足三里又为其合穴，二穴可以健脾利湿、通利肠腑。

水分、气海为任脉腧穴，二穴可以益气行水；阴陵泉为足太阴脾经腧穴，可以健脾化痰祛湿；胃俞为膀胱经之俞穴，又为胃的背俞穴，可以泻胃腑、清胃热；曲池为手阳明大肠经的合穴，上巨虚为大肠的下合穴，二穴可通利肠腑、清泻胃热；肝俞为膀胱经腧穴，为肝的背俞穴，阳陵泉为胆经之腧穴，二穴可以疏肝利胆、清郁热；肾俞为膀胱经腧穴，可以培补真元。

【注意事项】

1. 切忌过多食入高热量食物。
2. 改掉吃零食的不良习惯。
3. 按时吃饭，合理安排饮食结构，多吃蔬菜和水果。
4. 改掉吃夜宵的习惯。
5. 合理安排体育运动，以消耗体内过多的热量和脂肪。

第十一节　乳房发育不良及乳房下垂

女子 13 岁以后，乳房逐渐长大，进入青春期之后，乳房则发育成半球形，呈现出丰满和青春的魅力。但也有女子胸部平坦，乳房不丰满，或有下垂，胸大肌不发达，侧视没有明显曲线。女性乳房大小除和种族有关外，和遗传因素也有密切的关系。此外营养不足、发育不良、内分泌失调等也是重要原因，由此造成乳房过小（或称幼稚型）或乳房萎缩下垂。中医则认为，胸部和肾、肝、胃的关系十分密切，这是因为乳房所在位置是足阳明胃经所过之处，而乳头又由足厥阴肝经所主，而肾为先天之本。先天肾气不足，后天胃经失养，肝郁冲任失调是胸部扁平，乳房过小的主要原因（图 38）。

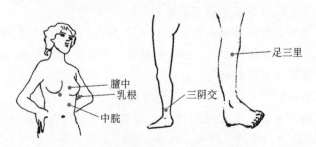

图 38　治疗乳房发育不良及乳房下垂取穴

乳房下垂是产后，哺乳期过后，乳房不能恢复原来的挺直位置，而造成下垂。原乳房在第二至第六肋之间，乳头位于第四肋间隙，现则下垂超过第四肋间隙。其原因主要是哺乳期过长，乳房过于劳累，而营养不足，肤失所养而成。

【辨证要点】

1. 肝肾不足　乳房幼小，如同男性乳房，乳头也小，同时伴有腰膝酸软，肤色不华，月经不调或闭经。

2. 气血不足　乳房幼稚型或乳房下垂，伴面色苍白、少气懒言、食欲不振、或气短乏力、身体沉重、四肢不温、月经多来迟、色淡、量少。

【治疗原则】

1. 滋补肝肾，濡养乳房。

2. 行气补血，健胸丰乳。

【治疗方法】埋线法。

1. 取穴

健胸：中脘、乳根、血海、三阴交；

乳房下垂：膻中、中脘、乳根、足三里。

2. 方法

（1）用常规法将选取的腧穴消毒。

（2）选用8号美容埋线针，取0号羊肠线1～1.5cm一段，将其从针头顶端插入，膻中穴用平刺法，乳根穴用斜针法，余穴用直刺法，将羊肠线埋入选取腧穴。

（3）用创可贴贴敷针孔。

（4）每20天治疗1次。

3. 方解　中脘为任脉之腧穴，又为胃之募穴，胃为水谷之海，气血生化之源，为后天之本，先天发育不良，可补益后天；乳根为足阳明胃经之腧穴，阳明经多气多血，且乳根又位于乳房，故其可补益乳房之气血；血海、三阴交皆为足太阴脾经腧穴，血海可补益气血，以滋养乳房；三阴交又为肝、脾、肾之交会穴，其可通经络，补气血，令乳房得养；膻中为任脉腧穴，又为气会之穴，可以益气升阳，且位乳房，故可以升举乳房；足三里为胃之合穴，有健脾胃，益气养血之功，故又可令乳房得健、得升。

【注意事项】

1. 调整饮食结构，可多食鲤鱼、花生、黄豆、淮山、猪蹄、羊肉等药食同源食物，有助丰乳。

2. 可做胸部健美锻炼，促进胸大肌发达和乳房发育。

3. 女孩在乳房发育成熟前，可不必戴乳罩，以免使乳房发育受限。

4. 坚持做乳房自我按摩，可以促进乳房的血液循环，促进乳头的平滑肌发育，持之以恒，定可见效。

第十二节 鱼鳞病

鱼鳞病是西医病名。中医称之为"蛇身"或"蛇皮癣"。是以其皮肤甲错，层层叠叠，状如鱼鳞或蛇皮为特征的皮肤病。《诸病源候论》说："谓人皮肤上，如蛇皮而有鳞甲，此谓之蛇身"（图39）。

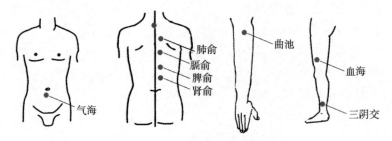

图39 治疗鱼鳞病取穴

【辨证要点】

1. 血虚风燥 皮肤干燥、粗糙、鳞屑多为污白色，呈油腻，上有网状纹理，冬重夏轻。

2. 气血瘀滞 皮肤干燥粗糙，鳞屑大如指甲，暗褐色犹如鱼鳞或蛇皮。

【治疗原则】

滋阴、养血、活血、通络。

【治疗方法】埋线法。

1. 取穴

主穴：肺俞、肾俞、曲池、三阴交。

配穴：血虚风燥加气海、脾俞；气滞血瘀加膈俞、血海。

2. 方法

（1）用常规法将所选取的腧穴消毒。

（2）选用8号美容埋线针，取0号羊肠线1~1.5cm一段，将其从针头顶端插入；背部腰以上腧穴用斜刺法，其余腧穴用直刺法，刺入皮肤，令得气；边退针，边将线埋在腧穴下。

（3）用创可贴贴敷针孔。

（4）每月治疗1次。

3. 方解　肺俞、脾俞、肾俞、膈俞皆为足太阳膀胱经俞穴，又分别为肺、脾、肾背俞穴和血会之穴，"肺主皮毛"，脾可健脾益气，养血补血；肾可滋养肾阴，脾肾可补益先后二天；膈俞可补益气血；以上诸穴共同可濡养肌肤。曲池为手阳明合穴，可清热活血；三阴交为脾经腧穴，又为三阴经交会穴，可通经络，理气血，散风邪，除浊秽；气海为任脉腧穴，任脉为阴脉之海，血海为脾经腧穴，二穴可益气养阴，消风润肤。

【注意事项】

1. 保护皮肤，忌用碱性强的肥皂和浴液，皮肤干燥时，可适量涂布护肤油脂。

2. 注意保暖，避免寒冷刺激。

3. 多吃一些含果汁较多的水果以及富含维生素和蛋白质的食品，忌食辛辣刺激性食物。

第十三节　白癜风

白癜风是一种由于黑色素细胞减少而引起的局限性皮肤色素脱失症。其发生年龄以青年多见，一般多由外伤引起。皮损多边缘清楚，皮损内毛发变白，皮损边缘与健康皮肤交界处，肤色多深。无任何自觉症状（图40）。

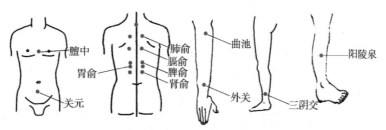

图40　治疗白癜风取穴

【辨证要点】

1. 血热风燥　皮肤上生有白斑，多在四肢或上半身，特别是有外伤部位，愈后更易出白斑，或为粉红色，病情发展快，以青年人居多，其易被蚊虫叮咬。

2. 肝郁气滞　皮损白斑淡红，开始多局限于一处，发展较快，精神抑郁或烦躁不安，以女性为多，可伴有月经不调。

3. 肝肾阴虚　皮损白斑呈苍白色，身体倦怠，易疲劳，腰膝酸软，五心烦热，男性可伴有阳萎，女性伴有月经不调。

【治疗原则】

1. 凉血消风，养肌润肤。

2. 疏肝理气，活血通络。

3. 补益肝肾，养血濡肤。

【治疗方法】埋线法。

1. 取穴

主穴：曲池、阳陵泉。

配穴：阿是穴、肺俞、膈俞、胃俞、脾俞、肾俞、膻中、关元、外关、三阴交。

2. 方法

（1）选取 2～3 个腧穴。

（2）用常规法将所选取的腧穴消毒。

（3）选用 8 号美容埋线针，取 0 号羊肠线 1～1.5cm 一段，将其从针头顶端插入，刺入腧穴；背部腧穴用斜刺法，距俞穴 1～1.5cm 处刺入；其余腧穴用直刺法，将羊肠线埋入皮下。

（4）用创可贴贴敷针孔。

（5）每月治疗 1 次，3 次为 1 个疗程。

3. 方解　曲池为手阳明之合穴，可以消风凉血清热，调理气血；阳陵泉为足少阳胆经腧穴，可以疏肝理气，祛邪通经；阿是穴可以直达病所，加快取效；肺俞、胃俞、脾俞、肾俞皆为足太阳膀胱经腧穴，又分别为肺、脾、胃、肾之背俞穴，"肺主皮毛"，肺俞可消散风邪，濡养皮肤；脾胃为后天之本，气血生化之源，肾为先天之本，故此三穴可调补先后二天，以养肌滋润；膈俞为血会之穴，可以养血补血，以令肌肤之气血充盈，膻中、关元为任脉腧穴，膻中为气会穴，关元为小肠募穴，二穴可以益气补血；外关为手少阳之腧穴，少阳可驱除机体之外邪，为体内清道夫；三阴交为脾经俞穴，又为足三阴经之交会穴，可以行气活血，通畅经络。

【注意事项】

1. 保持心情舒畅，注意劳逸结合，避免损伤皮肤。

2. 不可滥用外用药物。

3. 多食豆制品和黑木耳、黑芝麻等食品，少食辛辣食物。

4. 可适当进行日光浴。

第十四节　斑　秃

斑秃是西医病名，中医称之为"油风"，俗称"鬼剃头"或"鬼舐头"。其是以头发突然成片脱落为特征的皮肤病。《医宗金鉴·外科心法要诀》说："油风，此证毛发干焦，成片脱落，皮肤光亮，痒如虫行，俗称鬼剃头。此毛孔开张，邪风乘虚袭入，以致风盛燥血，不能荣养毛发（图41）。"

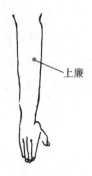

图41　治疗斑秃取穴

【辨证要点】

1. 血热生风　突然发现脱发，头发成片脱落，头皮发痒；个别人会头发全部脱光，并眉毛、胡须也脱落。

2. 气血瘀滞　头皮发麻、发痛或伴有头痛等症，继则发生脱发；一般多伴有失眠多梦等症。

3. 气血两虚　久病身体虚弱，或产后调理不当，以致气血亏虚，头发日渐脱落，病损部位可见头皮光亮，松软，上有少量残发。

4. 肝肾阴虚　患者多年龄较大，头发枯萎不华，头发大量脱落，并伴有头晕耳鸣，腰膝酸软等症。

【治疗原则】

1. 清热凉血，养阴生发。

2. 活血化瘀，通经活络。

3. 气血双补，养血生发。

4. 滋补肝肾，益阴生发。

【治疗方法】埋线皮肤针法。

1. 取穴　上廉，阿是穴（头部脱发处）。

2. 方法

（1）用常规法将以上腧穴消毒。

（2）用皮肤针刺阿是穴，施轻刺激手法，以局部皮肤潮红，微出血珠为度；再用鲜姜在上摩擦片刻。

（3）选8号美容埋线针，用0号羊肠线，截取1～1.5cm长，从针头插入，用直刺法埋入皮下腧穴，外敷创可贴。

（4）两手臂交替取穴。

（5）每20天治疗1次。

3. 方解　上廉为手阳明大肠经腧穴，阳明经多气多血，可以益气养血，消风散邪，养发生发；阿是穴可以直达病所，取效快。

【注意事项】

1. 保持乐观情绪，解除思想负担。

2. 养成良好的生活规律性，注意劳逸结合。

3. 注意饮食营养，多食富含维生素的食物。

4. 经常做头部按摩或点穴。

第十五节　多 毛 症

多毛症是西医病名，主要是毛发过分地异常生长，应该是毳毛的部位，却生长出又粗又黑又浓密的毛发。中医则称之为"异毛恶发"、"多毛"。隋代《诸病源候论·令毛发不生候》记载："若风邪乘其经络，血气改变，则异毛恶发妄生也"（图42）。

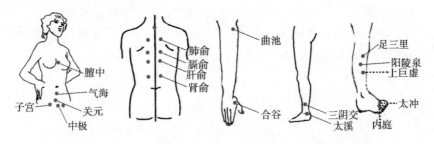

图42　治疗多毛症取穴

【辨证要点】

1. 肾虚火妄　可在出生后，发现其生有全身性硬毛，面部形如猫、猴之面，牙齿发育异常，一般多数有家族史，累代不绝，可伴有舌红、苔少、脉细。

2. 阳明胃热 多始发于青春期，女性可见唇上生须，四肢毫毛浓黑而密；男性胸腹体毛浓密；伴有口干欲饮，大便秘结，小便短赤，舌红、少苔、脉洪数。

3. 肝郁血滞 多毛部位为以上唇部位，下肢小腿前侧，以及阴毛部位，毛发致密粗长，色黑，同时伴有性情急躁易怒，胸胁胀满，口苦咽干、乳房胀痛，舌质紫黯，苔薄白，脉弦滑。

4. 冲任失调 多毛部位则以上唇，双臂、小腿前侧为主，伴有面部痤疮，喉节变大，声音低粗，皮肤粗糙，乳房发育不良，月经不调，舌淡苔薄脉细数。

【治疗原则】

1. 滋阴补肾，清降虚火。

2. 清热解毒，养阴凉血。

3. 疏肝解郁，凉血活血。

4. 调理冲任，滋养肝肾。

【治疗方法】埋线法。

1. 取穴

主穴：肺俞，膈俞，肝俞，肾俞。

配穴：肾虚火旺加关元，足三里，三阴交，太溪；阳明胃热加曲池，合谷，上巨虚，内庭；肝郁血滞加膻中，气海，阳陵穴，太冲；冲任失调加中极，子宫，合谷，三阴交。

2. 方法

（1）每次选取主配穴各 1 个（对）。

（2）选用 8 号美容埋线针，用 0 号羊肠线，截取 1～1.5cm，将其从针尖部插入，胸背腧穴施斜或平刺法，其余部位施直刺法，将针刺入皮下，将羊肠线埋入腧穴。

（3）用创可贴贴敷针孔。

（4）每周治疗 1 次，4 次为 1 个疗程。

3. 方解 肺俞、膈俞、肝俞、肾俞皆为足太阳膀胱经腧穴，又分别为脾、肝、肾的背俞穴和血会穴，太阳经多血，膈俞、肝俞、肾俞可滋阴养血，以降火；"肺主皮毛"，肺俞可清热泻火；关元、膻中、气海皆为任脉腧穴，关元又和足三阴经相交会，故可补肾固本，水火相济；膻中又为气会之穴，其和气海可以疏肝理气，通经活络；足三里、上巨虚、内庭皆为足阳明胃经腧穴，足三里又为合穴，可以健脾胃，养肌肤；上巨虚、内庭，则可清热降火，祛湿解毒；三阴交、太溪为足太阴脾经腧穴，可以滋阴养血，凉血活血；曲池、合谷为手阳明经腧穴，可以清热泻火解毒；阳陵泉为胆经腧穴，太冲为肝经腧穴，二穴可以疏利肝胆，清热泻火；中极为任脉腧穴，其下又为胞宫，子宫为经外奇穴，故二穴可调冲任；以上诸穴共同作用，则可消除妄生之恶发。

【注意事项】

1. 忌吃辛辣食物和肥甘酒酪。

2. 多吃新鲜的蔬菜和水果。

3. 改掉用手拔毛的习惯，如使用剃刀消除多毛时，剃刀也会刺激毛发长的更多。

4. 对于由于疾病引起的多毛症，应配合疾病的治疗方可取效。

5. 不可以乱用激素等外涂药物。

第十六节　多　汗　症

多汗症是中医病名，主要是指全身或局部的皮肤出汗过多。中医根据出汗部位不同又分别称为"手足多汗"、"半身多汗"、"阴汗"等，《张氏医通·杂门》汗记载："脾胃湿蒸，傍于四肢，则手足多汗。"也类似西医的额部、掌跖、外阴部、腋窝多汗症及偏侧性多汗症。另外，也有全身性多汗者（图43）。

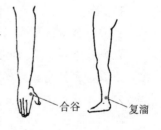

图43　治疗多汗症取穴

【辨证要点】

1. 湿热蕴蒸　皮肤潮湿多汗，蒸蒸然汗出，口渴但不欲饮，心烦易怒，四肢沉重，伴有口臭或口酸，大便便秘，小便短少，舌红苔黄腻，脉弦数。

2. 元阳不足　自汗不止，汗出漓然，涓涓不停，畏寒手足不温，食少，舌淡，苔薄白，脉沉细而缓。

3. 湿邪内盛　湿自内生，汗液外溢，可见头部多汗而它处无汗；或手足多汗，而精神紧张时尤甚；或外阴部多汗潮湿，并汗出腥秽；伴有口苦咽干，舌红苔腻，脉弦滑。

4. 气血瘀阻　多表现为身体半侧出汗，汗出如雨，不能自止，汗液多黏，伴有肌肤不温，此多为高龄体弱者；或汗出如洗，身体发热，时轻时重，与季节无关。舌淡有瘀点，或舌暗，苔薄白，脉细无力。

【治疗原则】

1. 调理脾胃，清热除湿。

2. 补养元气，紧固腠理。

3. 健脾益气，清热燥湿。

4. 理气活血，通经止汗。

【治疗方法】埋线法。

1. 取穴　合谷，复溜。

2. 方法

（1）用常规法将以上腧穴消毒。

（2）选用8号美容埋线针，截取1～1.5cm 0号羊肠线，从针的顶端插入，用直刺法将针插入皮下，边退针边将线埋入腧穴。

（3）用创可贴贴敷针孔，保留24小时。

（4）每20天治疗1次。

3. 方解　复溜为足少阴肾经腧穴，可以滋阴清热；合谷为手阳明之原穴，可以理气血，清湿热，二穴合用，是止汗之经验穴。

【注意事项】

1. 保持平静心态，消除恼怒焦虑。

2. 忌食油腻辛辣、烧烤煎炸食物。

3. 戒除烟酒。

4. 平日可多食百合、山药、莲子、薏米、芡实、赤小豆等。

5. 常用冷热水交换法洗浴，注意个人卫生，勤换内衣、鞋袜。

6. 可用浮小麦煎水代茶饮。

7. 手部多汗严重者可用浅层X线照射，足部多汗可于洗脚水中加入适量食盐，食醋或明矾。

第十七节　腰部肥胖症

一般说，人的腰应略显圆实，侧视有明显曲线，但肥胖者的体内脂肪含量高于正常人，而其脂肪的积聚部位，则多以腰、腹部为主。尤其是腰部脂肪的堆积，使人显得过于臃肿，上下形体一样粗，呈圆柱状，出现"水桶"腰现象。此种人一般吃得并不多,但喜饮茶、少运动、多痰湿、体乏闲懒、免疫力下降,往往属于虚胖之人(图44)。

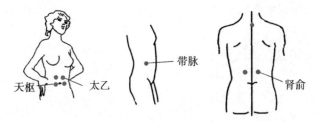

天枢　太乙　带脉　肾俞

图44　治疗腰部肥胖症取穴

【诊断要点】

1. 腹围:男性大于101cm,女性大于89cm。

2. 腰部曲线消失,近乎直线。

3. 腰部两侧肌肉坚实,肥厚。

【辨证要点】

1. 肝肾阴虚　形体肥胖,腰部肌肉丰满,赘肉较多,同时伴有头晕耳鸣,腰酸肢软,心烦少寐,五心烦热,女子月经不调。

2. 肺胃燥热　形体肥胖,腰部圆润,善饥消谷,喜食辛辣及煎炸食物,烦渴引饮,口燥咽干,便秘。

3. 痰湿内阻　形体肥胖,腰形粗大,肌肉松弛下坠,胸痞,呕恶,食欲不振。身重困倦,舌淡苔腻。

【治疗原则】

1. 滋补肝肾,减脂塑腰。

2. 清热、润燥,通腑消脂。

3. 健脾和胃,燥湿化浊。

【治疗方法】埋线法。

1. 取穴　天枢、太乙、带脉、肾俞。

2. 方法

(1)用常规法将选取的腧穴消毒。

(2)选用8号美容埋线针,截取0号羊肠线1~1.5cm,从针的顶端插入,用直刺法将针插入皮下,边退针边将线埋入腧穴。

(3)用创可贴贴敷针孔。

(4)每20天治疗1次。

3. 方解　太乙、天枢同为足阳明胃经之腧穴，太乙穴下面为横结肠，天枢为大肠的募穴，二穴可调理胃肠道之气机，消除胃肠道之壅积；肾俞为膀胱经肾之背俞穴，可补肾益气，鼓午三焦气化，促进脂肪分解；带脉是足少阳胆经腧穴，其下面右为升结肠，左为降结肠，可促进肠蠕动，加快糟粕的排出。四穴共同作用，促进腰部脂肪代谢，达到减腰塑型的目的。

【注意事项】

1. 加强体育锻炼，特别是进行有氧运动；据健身教练讲，腰部减肥锻炼的最佳方法是仰卧起坐，但做时要注意挺胸直腰。

2. 按时吃饭，去掉吃零食的不良习惯。

3. 切忌高热量饮食不能摄入过多。

4. 女性在 20～49 岁时，容易发胖，腰部易变粗壮，切实做好预防工作。

第十八节　神经性皮炎

本病是以阵发性皮肤瘙痒和皮肤呈苔藓化为特征的慢性皮肤炎症。中医则称其为"牛皮癣"或"顽癣"，清代《外科大成》记载："坚厚如牛领之皮者，为牛皮癣。"对于好发于颈项部位的，则称其为"摄领疮"。发病原因多和精神刺激因素有关，一般常伴有失眠、神经衰弱等，一些摩擦、搔抓等外来刺激往往会加重本病。一般好发于颈项、肘、膝、

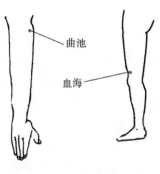

曲池
血海

图45　治疗神经性皮炎取穴

尾骶等处，皮肤表面粗糙，纹理加深，表面有少量鳞屑，夏天加重，冬季缓解（图45）。

【辨证要点】

1. 血热风燥　初起时皮损多为红色扁平丘疹，皮损瘙痒剧烈，入夜痒更甚；搔抓后，可见抓痕，皮损纹理加深，伴心烦口干，小便短赤，舌红苔黄。

2. 血虚风盛　病程日久，皮损干燥、肥厚、顽硬且坚，状如牛领，伴有舌淡苔净。

3. 风湿内蕴　病程日久，皮损泛发，呈弥漫性皮肤浸润肥厚，瘙痒夜更甚。

【治疗原则】

1. 凉血清热，消风止痒。

2. 滋阴养血，熄风止痒。

3. 搜风化湿，祛邪止痒。

【治疗方法】埋线法。

1. 取穴

主穴：阿是穴。

配穴：病灶在上半身加曲池；病灶在下半身加血海。

2. 方法

（1）根据症状选取以上腧穴，并用常规法消毒。

（2）选用 8 号美容埋线针，截取 00 号羊肠线 1 ~ 1.5cm 长，从针头顶部插入；阿是穴用平刺法，在穴旁 0.5cm 处刺入，刺向阿是穴中心，将线埋入穴下，一般阿是穴埋线 4 ~ 6 个点；其余用直刺法埋线。

（3）针孔用创可贴贴敷。

（4）每周治疗 1 次，3 次为 1 个疗程。

3. 方解　阿是穴可直达病所，改善局部气血运行，取效快；曲池为手阳明经之合穴，阳明经多气多血，故可调和气血，清泻外邪；血海为足太阴之腧穴，可以清热凉血，活血补血，消瘀血生新血，以濡养皮肤。

【注意事项】

1. 消除精神过度紧张，保持情绪稳定。

2. 忌吃各种辛辣及刺激性食物和烟酒。

3. 洗澡要用温水，不可用过烫的热水。

4. 对皮损处不要搔抓和刺激。

5. 不要胡乱使用外用药品。

第十九节　面部苍白

一般来说健康人的面色应该是白里透红，红润光泽，含蓄不露，隐约微黄。当然由于人的体质及禀赋等的不同，可能会稍稍有些偏白、偏黄、偏黑等差异，但是个别人由于身体健康的原因，如长期患有慢性疾病，贫血、突发性大出血、产后调理失当、身体发育不良等诸多原因，皆会令面部缺少血色而苍白无光泽（图46）。

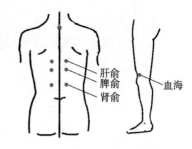

图46　治疗面部苍白取穴

【辨证要点】

1. 心脾两虚　面色苍白，体乏无力，头晕心慌，失眠多梦，难寐易醒，记忆力下降，手足发麻，月经量少，口唇淡白，舌胖苔薄，脉濡细。

2. 脾肾阳虚　面色苍白，可有浮肿，神疲乏力，形寒肢冷，自汗，小便清长，腰膝酸软，男子可有遗精，女子可有月经不调，舌淡，苔薄白，脉虚弱。

3. 脾胃虚弱　面色苍白或淡白，可长期患有慢性疾患，头晕眼花，疲乏无力，食欲不振，腹胀恶心，皮肤干燥不华，便溏，舌淡，苔薄腻，脉细弱。

【治疗原则】

1. 调补心脾，益血养颜。

2. 脾肾两调，益气生阳。

3. 健脾益胃，补虚强壮。

【治疗方法】埋线法。

1. 取穴　肝俞、脾俞、肾俞、血海。

2. 方法

（1）每次选取2穴，用常规法消毒。

（2）选用8号美容埋线针，用0号羊肠线1~1.5cm，从针头插入，背部俞穴用斜刺法，在腧穴旁1~1.5cm处刺入皮下，刺向脊柱，将线埋入腧穴；血海施直刺法，将线埋入腧穴。

（3）用创可贴贴敷针孔，保留24小时。

（4）每15~20天治疗1次。

3. 方解　肝俞、脾俞、肾俞皆为足太阳膀胱经腧穴，其又分别为肝、脾、肾的背俞穴，肝主藏血，可以益血养颜；脾为气血生化之源，为人之后天，可以补益气血；肾为人之先天，可以增强人之气化功能；血海为足太阴脾经腧穴，可以益气生血；诸穴共同作用，则气血增加，面颜红润。

【注意事项】

1. 本法疗效显著，但不可见效即止，应耐心长期坚持。
2. 注意饮食结构，增加营养，做好食补。
3. 注意身体锻炼，增强体质。
4. 针对病因，可配合其他治疗方法。

第二十节 面浮肿

面浮肿是一种以头面、眼睑浮肿为特征的一种病证，其包含在中医水肿范畴。是指体内水液潴留，泛滥肌肤，引起头面、眼睑、四肢、胸背甚至全身浮肿为特征的一种病证。中医又称其为"水气"。西医中的急慢性肾炎、慢性充血性心力衰竭，肝硬化、贫血、内分泌失调以及营养障碍等都会出现水肿症状（图47）。

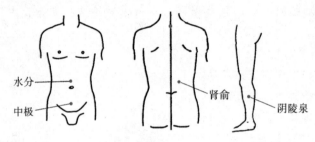

水分
中极
肾俞
阴陵泉

图47 治疗面浮肿取穴

【辨证要点】

1. 风水泛滥 面目浮肿，继则全身皆肿，皮肤光泽，紧绷，按之有凹陷，伴胸闷气短，小便不利。偏于风寒者，恶寒，身痛；偏于风热者咽喉肿痛。苔白，脉浮数或浮紧。

2. 水湿浸渍 全身水肿，按之有凹陷，胸闷，体沉重，不思饮食，恶心，小便短少，苔白腻，脉沉缓。

3. 湿热雍盛 身体浮肿，皮肤光亮紧绷，心烦口渴，大便秘结，小便短赤，苔腻，脉濡数。

4. 脾肾阳虚 腰以下浮肿，按之凹陷难复，面色不华；伴有腰膝酸软，四肢厥冷，食欲不振，腹胀便溏；舌胖淡，苔白，脉沉缓。

【治疗原则】

1. 祛风散邪，宣肺行水。
2. 健脾利湿，通阳利水。

3. 清热祛湿，利水消肿。

4. 温补脾肾，化气行水。

【治疗方法】埋线法。

1. 取穴　肾俞、水分、中极、阴陵泉。。

2. 方法

（1）用常规法将选取的腧穴消毒。

（2）选用8号美容埋线针，截取0号羊肠线1~1.5cm，将其从针头插入，术者用直刺法将针插入皮下，得气后，边退针，边将线埋入腧穴。

（3）用创可贴贴敷针孔，保留24小时。

（4）每2周治疗1次，3次为1个疗程。

3. 方解　水分、中极皆为任脉腧穴，水分为通利行水之有效穴；中极为膀胱的募穴，可以利尿通水；肾俞为膀胱经之腧穴，为肾之背俞穴，可以行气利水；阴陵泉为足太阴脾经腧穴，可以渗水利湿；诸穴共同作用，则水道通畅，肿胀消除。

【注意事项】

1. 劳逸结合，不宜过度疲劳。

2. 提高免疫力，慎防感冒。

3. 注重养生，生活有序，饮食有节，起居有常。

4. 忌食辛辣食物及烟酒。

5. 水肿时，饮食应无盐，肿退后宜少盐。

第二十一节　狐　　臭

狐臭又称狐气，它是以气味和野狐身上发出的臭味相似而得名。又被称为"体气"、"狐气"、"狐臊"，隋代巢氏《诸病源候论·狐臭候》云："人腋下臭，如葱豉之气者，亦言如狐狸之气者，故谓之狐臭。""而此气能染易著于人，小儿多是乳养之人先有此病，染著小儿。"西医称其为腋臭（图48）。

【辨证要点】

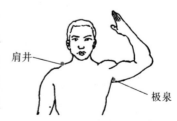

图48　治疗狐臭取穴

肩井

极泉

1. 秽浊内蕴　腋下有特殊臭味，如野狐臊臭之气，夏天，汗水多出时，气味更甚，汗液色黄，可染衣，一般多有家族史。

2. 湿热薰蒸　腋下易出汗，有轻微狐臭之气，洗浴后可减轻或消失，腋下汗腺可染衣呈黄色，一般多发于夏季，多无家族史。

【治疗原则】

1. 清热除湿，芳香辟浊。

2. 清利湿热，辟秽化浊。

【治疗方法】埋线法。

1. 取穴　极泉、肩井。

2. 方法

（1）用常规法将选取的腧穴消毒。

（2）选用 8 号美容埋线针，截取 0 号羊肠线 1～1.5cm，将其从针头插入，采用直刺法将针插入皮肤，边退针边将线埋入腧穴。但须注意，肩井不可刺入太深，以免造成气胸。

（3）针孔处用创可贴贴敷。

（4）每 1 个月治疗 1 次。

3. 方解　肩井是为足少阳胆经腧穴，又是手少阳，阳维脉的交会穴，可疏理气机，排出体代谢产物，清除体内毒素；极泉是手少阴心经腧穴，下有腋下大汗腺，"汗为心之液"。故极泉可抑制汗腺的分泌。二穴合用可减少臭汗分泌，疏通经络，则狐臭得治。

【注意事项】

1. 不吃有刺激性的食物，如葱、蒜、韭菜、辣椒等。

2. 不吸烟、饮酒。

3. 经常洗澡、换衣，保持腋部清洁、干燥。

第二十二节　银屑病

银屑病是西医病名，是一种常见的慢性、复发性红斑鳞屑性皮肤病。皮损多为丘疹或斑丘疹，表面多复有多层银白色鳞屑为特点，男女老幼皆可发病，但以男性青壮年较多，病程长，冬重夏轻。中医则称其为"白疕"、"疕风"、"松皮癣"，俗称"牛皮癣"（图49）。

【辨证要点】

1. 血热型　血热内盛，外受风邪，伤营化燥。

皮损发展迅速，为丘疹、斑丘疹、大小斑片、表面颜色鲜红，不断出现新的皮损，表面有干燥鳞屑，剥刮后有出血点，心烦，口渴，大便干。舌红，苔黄，脉弦。

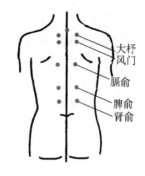

2. 血燥型　风燥日久，伤阴耗血。

病程较久，皮肤干燥，皮损色淡红或暗红，鳞屑较厚，不易脱落，新的皮疹出现不多。舌淡，苔净，脉沉细。

3. 风湿型　风湿阻络，伤营化燥。

图49　治疗银屑病取穴

除周身泛发有红斑、丘疹，鳞屑，点状出血点皮损外，尚有关节疼痛，肿胀，屈伸不利，以两手指关节为重。舌红，苔黄腻，脉滑数。

4. 毒热型　风湿热邪，郁久化毒。

皮损泛发周身，同时两手深层起黄色脓疱，舌红，苔薄黄，脉弦滑数。

【治疗原则】

1. 凉血、清热、解毒、润肤。

2. 养血活血，滋阴润燥。

3. 通络活血，祛风除湿。

4. 理湿清热，搜风解毒。

【治疗方法】埋线法。

1. 取穴　大杼、风门、膈俞、脾俞、肾俞。

2. 方法

（1）用常规法将选取的腧穴消毒。

（2）选用8号美容埋线针，截取0号羊肠线1~1.5cm，将其从针顶端插入，术者用斜刺法，在腧穴旁1~1.5cm处刺入皮下，刺向脊椎；得气后，将边退针边将线埋入腧穴。

（3）针孔处用创可贴贴敷。

（4）每20天治疗1次，3次为1个疗程。

3. 方解　大杼、风门、膈俞、脾俞、肾俞皆为足太阳膀胱经腧穴，大杼又为手足太阳经交会穴，可以凉血活血，通畅经络；风门与督脉交会穴，可以消风清湿热，排除毒邪；膈俞为血会穴，可养血活血止痒；脾俞可以健脾益气养血，肾俞可以补益肝肾，二穴可滋补阴血，濡养肌肤；诸穴共同作用，则外邪得祛，湿热得清，经络得通，肌肤得养。

【注意事项】

1. 不可在患处乱涂药物。

2. 不可吃辛辣食物及烟酒，更不可吃羊肉、狗肉等。

3. 不可用热水洗浴，洗浴时应用温水。

4. 避免感冒，特别是预防扁桃体炎。

第二十三节　湿　疹

湿疹是西医病名，是以皮损为多形性、湿润、瘙痒、易于反复发作和慢性化的过敏性炎症性皮肤病。中医根据其症状和发病部位不同而名称各异：泛发全身、渗水多者为"浸淫疮"；身起红粟，瘙痒难忍者为"粟疮"；搔之出血者，为"血风疮"；病灶局限者为"湿毒疮"；发于耳廓者，为"旋耳疮"；发于手背者，为"瘑疮"；发于小腿者，为"湿臁疮"等等不一而足（图50）。

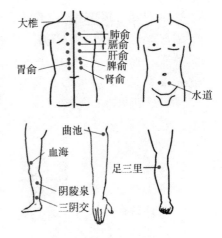

图50　治疗湿疹取穴

【辨证要点】

1. 湿热型　起病急，可泛发全身，皮损为红斑、水疱，痒甚，糜烂，渗黄水，味腥；大便干，小便黄，舌红、苔黄、脉滑数。

2. 脾湿型　发病缓慢，皮损暗淡不红，有水疱，搔之出水，伴有面色不华，食欲不振，舌淡，苔腻，脉缓。

3. 血热型　身上起红疹，瘙痒难忍，搔破出血；舌红，苔薄白，脉弦滑。

4. 阴伤型　病程长久，反复发作，皮肤色黯，干燥脱屑，瘙痒甚剧，搔之有抓痕；舌红、苔光，脉弦滑。

【治疗原则】

1. 清热利湿，祛风止痒。

2. 温阳健脾，理气除湿。

3. 清热凉血，除湿止痒。

4. 滋阴除湿，润燥消风。

【治疗方法】埋线法。

1. 取穴

主穴：曲池、阴陵泉、足三里、三阴交。

配穴：湿热加大椎、肺俞、水道；脾湿加脾俞、胃俞；血热加膈俞、血海；阴伤加肝俞、肾俞。

2. 方法

（1）根据症状选取合适腧穴。

（2）用常规法将选取的腧穴消毒。

（3）选用8号美容埋线针，截取0号羊肠线1~1.5cm，将其从针顶部插入，背部腧穴用斜刺法，刺向脊椎；其余腧穴采用直刺法，将羊肠线埋入腧穴。

（4）针孔处用创可贴贴敷。

（5）每20天治疗1次，4次为1个疗程。

3. 方解　曲池为手阳明经之合穴，可以清热祛湿；足三里为足阳明之合穴，可以健脾化湿，养血凉血；阴陵泉、三阴交为足太阴脾经腧穴，可以运脾化湿，滋阴活血；诸穴共同作用，外邪得消，气血调和，阴阳平衡，皮肤得养。

【注意事项】

1. 忌食辛辣厚味、烧烤煎炸食品及烟酒。

2. 忌食鱼、虾等海鲜及浓茶、浓咖啡等。

3. 贴身衣物以纯棉织物为度，避免化纤衣物。

4. 皮损处不宜用热水洗烫，更不可用手搔抓。

5. 皮损处不宜用强碱性洗涤用品。

6. 调节情志，戒除忧思恼怒。

7. 不可乱涂外用药品。

第二十四节　皮肤瘙痒症

皮肤瘙痒症是西医的病名，中医则称之为"风瘙痒"、"风痒"、"爪风痒"。其临床是以瘙痒为主而无原发性皮肤损害的皮肤病。本病患者以中老年为主，冬季多发，夏季少发，夜晚痒甚。一般初起，多为局限，渐渐遍布全身，多为阵发性。据清代《外科证治全书·痒风》记载："痒风，遍身瘙痒，并无疮疥，搔之不止（图51）。"

【辨证要点】

1. 血热生风　多见于青年人，平日喜食辛辣食物，皮肤灼热瘙痒，搔抓处有红色条痕。

2. 血虚风盛　多见于老年或体虚之人，皮肤干燥少润泽，冬季及夜间痒甚，劳累后瘙痒加重，抓痕累累，痒仍未解。

3. 血瘀阻滞　可发生于任何年龄，不分季节，瘙痒多发生在腰部、骶部、手腕和足背等系带之处，痒甚，可搔之出血。

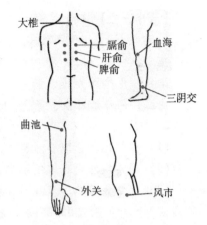

图 51　治疗皮肤瘙痒症取穴

【治疗原则】

1. 清热凉血、消风止痒。

2. 滋阴养血，驱风散寒。

3. 活血化瘀，通经活络。

【治疗方法】埋线法。

1. 取穴

主穴：曲池、血海、风市、膈俞。

配穴：血热加大椎、外关；血虚加脾俞、肝俞；血瘀加三阴交。

2. 方法

（1）根据症状选取合适腧穴。

（2）用常规法将选取的腧穴消毒。

（3）选用 8 号美容埋线针，截取 0 号羊肠线 1～1.5cm，从针尖部位插入，背部腧穴用斜刺法，刺向脊椎；其余腧穴采用直刺法，刺入腧穴，将线埋入。

（4）针孔处用创可贴贴敷。

（5）每 2 周治疗 1 次，3 次为 1 个疗程。

3. 方解　曲池为手阳明大肠经合穴，阳明经多气多血，故可清热、泻火、凉血、止痒；血海为足太阴脾经腧穴，可以益气养血；风市为足少阳胆经腧穴，为祛风之要穴，可以消风止痒；膈俞为膀胱经腧穴，又为血会之穴，可以补血、活血，寓有"血行风自灭"之意。

【注意事项】

1. 注意调节心态，保持情绪稳定。

2. 找寻病源，特别注意糖尿病、肾病和肝病。

3. 避免过多食用辛辣食物和鱼腥海味。

4. 要用温水洗澡，不可用过热水洗烫。

5. 不要搔抓皮肤，避免感染。

6. 注意环境卫生，保持空气流通。

7. 最好选用纯棉织品衣物。

8. 养成定时排便习惯，保持大便通畅。

第二十五节　荨　麻　疹

荨麻疹是西医病名，中医则称之为"风疹"、"瘾疹"，俗称"鬼饭疙瘩"或"风疹块"。《诸病源候论》称之为"风瘙瘾疹"。是以皮肤上出现鲜红色或苍白色风团，并伴有瘙痒为特征的皮肤病。《医宗金鉴·外科心法要诀》记载："初起皮肤作痒，次发扁疙瘩，形如豆瓣，堆累成片"（图52）。

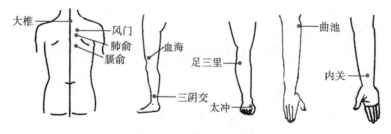

图52　治疗荨麻疹取穴

【辨证要点】

1. 风热郁肤　风团颜色鲜红，可相融成大片或地图状，抚之可感灼热，瘙痒甚剧，遇冷则稍减；伴心烦、口渴、咽干、舌红、苔薄黄、脉浮数或弦数。

2. 风寒束表　风团颜色多为瓷白色或淡紫色，受风着凉则风团和瘙痒加重，得暖则缓；伴有舌淡、苔薄白、脉浮紧。

3. 血瘀络阻　皮损多为暗红色或紫红色风团，多见腰围、手腕、皮带或表带挤压部位；伴有舌黯或有瘀点、瘀斑、脉细涩。

4. 血热生风　身体灼热、瘙痒甚剧，搔之，则随抓痕而起条状划痕样风团，色泽鲜红；伴有口干心烦，舌红苔黄，脉滑数或弦数。

5. 脾胃不和　风团色泽淡红或苍白；同时伴有腹痛胀、恶心呕吐、大便溏泻、舌淡、苔白或腻、脉缓。

【治疗原则】

1. 疏风清热，凉血消风。

2. 祛风散寒，固卫御风。

3. 理气活血，通络消风。

4. 清热凉血，消风止痒。

5. 健脾和胃，祛风止痒。

【治疗方法】埋线法。

1. 取穴

主穴：曲池、足三里、血海、三阴交、膈俞。

配穴：风热加大椎、风门；风寒加风门、肺俞；血瘀加太冲；血热加大椎；脾胃不和加内关。

2. 方法

（1）根据症状选取合适腧穴。

（2）用常规法将选取的腧穴消毒。

（3）选用 8 号美容埋线针，截取 0 号羊肠线 1~1.5cm，从针尖部位插入，背部腧穴用斜刺法；其余腧穴采用直刺法，将羊肠线埋入腧穴皮下。

（4）用创可贴贴敷针孔。

（5）每 2 周治疗 1 次，3 次为 1 个疗程。

3. 方解　曲池为手阳明大肠经的合穴，阳明经多气多血，既可行气活血，又可清风热；足三里为足阳明经之合穴，可益气养血，清热止痒；血海为足太阴脾经之腧穴，有养血、凉血之功；三阴交是足太阴之腧穴，又为足三阴经之交会穴，可以养血活血，润燥止痒；膈俞为足太阳膀胱经腧穴，又为血会穴，能养血活血止痒。

【注意事项】

1. 忌食鱼腥海味等发物及辛辣烧烤食物。

2. 出汗后，勿吹风受邪。

3. 远离羽毛、花粉等物。

4. 保持良好心态，切忌忧、思、恼、怒。

5. 戒除烟、酒等嗜好。

第二十六节　腱鞘囊肿

腱鞘囊肿是西医病名，是以肌腱或关节附近生有囊性肿物为特征的疾病。中医则称之为"胶瘤"、"结筋"、"筋结"等。金代大医学家张从正在《儒门事亲》中曾记载："两手背皆有瘤，一类鸡距，一类角丸，腕不能钏，向明望之，如桃胶然……此胶瘤也。"

【辨证要点】

1. 气滞血瘀，痰湿流注　肿物时日已久，表面光滑，按之坚韧，推之活动，重按可感麻木和疼痛，纳可，二便调，舌淡，苔薄白，脉滑。

2. 湿热内蕴，外染毒邪　皮损处焮红赤肿，有明显疼痛，舌红苔黄，脉滑数。

【治疗方法】埋线法。

1. 取穴　阿是穴。

2. 方法

（1）用常规法将阿是穴消毒。

（2）选用8号美容埋线针，截取0号羊肠线，其长度根据阿是穴的大小截取，从针尖部位插入，术者采用平刺法；将线埋入阿是穴，两根互成直角。

（3）用创可贴贴敷针孔。

3. 方解　阿是穴可直达病所，取效快。

【注意事项】

1. 保持创口清洁，防止感染。

2. 注意劳逸结合，勿使关节劳损。

3. 如再次复发，仍可用本法医治。

第二十七节　痒　　疹

痒疹是西医病名，是一组以皮肤瘙痒为特征的急性或慢性炎症性皮肤病，其临床表现多为风团样丘疹。中医则称之为"血疳"。《外科真诠》载："血疳发于遍体，形如紫疥，痛痒时作，由风热闭塞腠理而成。（图53）"

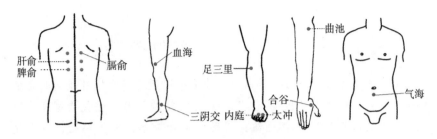

图 53　治疗痒疹取穴

【辨证要点】

1. 风热客肤　起病急，皮疹如粟米或黄豆大小，色紫红，自觉瘙痒甚剧；伴有心情烦躁，大便秘结，小便短赤，口干喜饮，舌红、苔薄黄，脉弦数。

2. 脾虚生风　皮损多见于四肢伸侧，以下肢为重，呈风团样丘疹，散在性分布，自觉瘙痒，搔抓后有抓痕，或感染或呈苔藓样；伴有形体消瘦，食欲不振，口中有异味，大便秘结；舌尖红，苔黄腻，脉濡数。

3. 血虚风燥　病程长久，反复发作，皮肤干枯少泽；伴有失眠，神疲乏力，面色萎黄；舌淡红，少苔，脉细无力。

4. 淤血阻络　病程长，皮疹渐增多，呈坚硬性小结节，色泽黯褐，孤立散在，瘙痒剧烈，搔破后可有浊血或血痂；舌质暗，有瘀斑，脉沉涩。

【治疗原则】

1. 疏风清热，祛邪止痒。

2. 健脾化湿，消风止痒。

3. 养血熄风，润肤止痒。

4. 理气活血，化瘀散结。

【治疗方法】埋线法。

1. 取穴

主穴：血海、膈俞、气海、合谷、三阴交、足三里。

配穴：血热加曲池、内庭；血虚加肝俞；脾虚加脾俞；血瘀加太冲。

2. 方法

（1）根据症状选取合适腧穴。

（2）用常规法将选取的腧穴消毒。

（3）选用8号美容埋线针，用0号羊肠线1～1.5cm，将其从针尖部位插入，背部腧穴用斜刺法，刺向脊柱；其余腧穴采用直刺法，将羊肠线埋入腧穴皮下。

（4）针孔处用创可贴贴敷。

（5）每15～20天治疗1次。

3. 方解　血海为脾经腧穴，膈俞为膀胱经腧穴，又为血会之穴，二穴可以补血凉血活血；足三里为足阳明之合穴，阳明多气多血，可以补益气血，以助后天；合谷为手阳明腧穴，可行气活血，三阴交为脾经腧穴，又为足三阴交会穴，可以补血活血。"血行风自灭"，诸穴共同作用，则祛风活血，通络止痒。

【注意事项】

1. 注意个人卫生和环境卫生，消灭害虫。

2. 多吃新鲜蔬菜和水果。

3. 忌吃鱼腥海味和辛辣食物。

4. 洗澡时水温不可太高，不可使用碱性太强的洗浴用品。

5 瘙痒时不可用力搔抓皮肤，以免感染。

第二十八节　多发神经炎

多发神经炎是西医病名，又被称为"格林－巴利综合征"，病因目前不清。是以四肢感觉异常，继而瘫痪为主要特征的疾病。中医将其列入"痿证"范畴。本症多见于青壮年及儿童，男性多于女性（图54）。

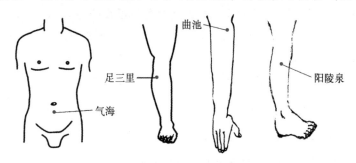

图54　治疗多发神经炎取穴

【辨证要点】

1. 风寒外袭　畏寒肢冷、四肢麻木、刺痛灼烧、肤色苍白、舌淡、脉紧。

2. 湿热浸淫　肢体麻木浮肿、肌肉酸痛、有虫爬样瘙痒、肢体萎软无力、身体沉重、小便潴留、苔腻而黄、脉濡数。

3. 脾胃虚弱　面色不华、四肢麻木、萎软无力、肌肉消瘦，甚则瘫痪，伴纳呆、腹胀、舌淡、苔白、脉细弱。

4. 肝肾亏虚　病程日久、肌肉萎缩、软弱无力、麻木不仁、肤色苍白少泽、口干、少苔、脉细数。

【治疗原则】

1. 祛风散寒、温经通络。

2. 清热利湿、濡养经脉。

3. 调脾益气、补中温阳。

4. 补益肝肾、强筋壮骨。

【治疗方法】埋线法。

1. 取穴

主穴：气海、足三里。

配穴：上肢加曲池；下肢加阴陵泉。

2. 方法

(1) 用常规法将选取的腧穴消毒。

(2) 选用 8 号美容埋线针，取 1 号羊肠线 0.5～1cm，将其从针尖部插入，刺入选取腧穴，得气后，将羊肠线埋入穴内肌肉层，随即出针。

(3) 针孔处用创可贴贴敷。

(4) 每 15～20 天治疗 1 次，3 次为 1 个疗程。

3. 方解　气海为任脉之腧穴，足三里为足阳明胃经之"合"穴，阳明经多气多血，二穴可以补益气血，以治其本；曲池为手阳明之"合"穴，可以疏散风邪，通经活络；阳陵泉为筋会穴，可舒筋通络，通行气血。

【注意事项】

1. 加强体育锻炼，增强体质。

2. 注意局部保暖，防止感受寒凉和潮湿。

3. 加强营养。

4. 避免过度疲劳与精神刺激。

5. 急性发作时，应卧床休息。

第二章　间接损美性疾病

第一节　面部神经麻痹

面神经麻痹是西医病名，是指茎乳突孔内急性非化脓性炎症。又被称为原发性周围性面神经炎，亦称 Bell's 麻痹。主要表现为患侧（多为单侧）表情肌瘫痪，抬头纹消失，眼裂扩大，眼闭合不全，鼻唇沟消失，口角下垂，患侧

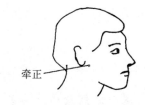

牵正

图55　治疗面部神经麻痹取穴

面部被拉向健侧。本病可发生于任何年龄，但以中青年为多，男性多于女性，春秋两季发病率较高。中医则称其为"口㖞眼斜"、"㖞僻"、"口㖞"等（图55）。

【辨证要点】

1. 风寒袭络　偶然发现面部一侧发紧或疼痛，口角歪斜，饮食漏水；患侧眼不能完全闭合，鼻唇沟变浅，额纹消失；感受风寒刺激后病情会加重；舌淡苔白，脉浮紧。

2. 外感风热　平素体虚，易感冒发热；或汗出当风，或情志不畅，气血郁滞，又感受风热之邪，除面部患侧有"口眼歪斜"症状外；还伴有牙痛、耳痛或患侧皮肤发热、舌尖红、苔薄黄等症状。

【治疗原则】

1. 疏风散寒，通经活络。

2. 清热散风，疏筋活络。

【治疗方法】埋线法。

1. 取穴　牵正穴。

2. 方法

（1）用常规法将选取的腧穴消毒。

（2）选用7号美容埋线针，截取00号羊肠线1cm，将其从针尖插

入，用平刺法在俞穴旁1cm处刺入，将其埋入腧穴。

(3) 针孔用金霉素眼药膏点涂。

(4) 每15天治疗1次，3次为1个疗程。

3. 方解 牵正穴为经外奇穴，是治疗面神经麻痹的经验穴。

【注意事项】

1. 发病后要及早治疗。

2. 治疗初期刺激量不可过大，尤其是对于体弱、年老者更应注意。

3. 可适当配合面部按摩及热敷。

4. 避免风寒袭面，不可面对风扇吹风。

5. 预防眼睛进灰尘等异物，可戴眼罩。

第二节　三叉神经痛

三叉神经痛是西医病名，是指在面部三叉神经分布区内出现反复性、短暂性、阵发性剧痛为主要症状的疾病。其分为原发性和继发性，多发于40岁以上女性。中医则称之为"面痛"、"颊痛"（图56）。

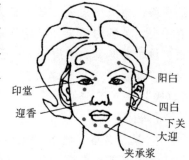

图56　治疗三叉神经痛取穴

【辨证要点】

1. 风寒外袭 面部疼痛剧烈，如刀割、针刺、痛不可忍、瞬间即过；遇寒加重，得热则轻，有感受风寒史，苔白，脉浮紧。

2. 风热侵淫 面部剧痛，说话、洗脸皆痛，目赤流泪，口舌干燥，大便秘结，小便黄；舌红、苔薄黄，脉滑数。

3. 气血瘀滞 病程较长，反复发作，有扳机点，舌暗，或有瘀斑，脉涩。

【治疗原则】

1. 疏散外邪，通经活络。

2. 疏风泄热，活络止痛。

3. 活血化瘀，调和气血。

【治疗方法】埋线法。

1. 取穴

主穴：下关。

配穴：第一支痛加阳白透印堂；第二支痛加迎香透四白；第三支痛加大迎透夹承浆。

2. 方法

（1）根据症状选取合适腧穴。

（2）用常规法将选取的腧穴消毒。

（3）选用 7 号美容埋线针，用 00 号羊肠线 1~3cm，将其从针顶端插入，用平刺法刺入腧穴，透刺，将线埋入两透刺穴中。

（4）针孔处涂用金霉素眼药膏。

（5）每 20 天治疗 1 次，3 次为 1 个疗程。

3. 方解　下关为足阳明胃经腧穴，可疏通面部经络，活血消风；阳白为足少阳胆经腧穴，印堂为经外奇穴，二穴可疏风通络；迎香为手阳明腧穴，四白为足阳明腧穴，阳明经多气多血，二穴可行气活血散风邪，疏通上颌支经络；大迎为足阳明腧穴，夹承浆为经外奇穴，二穴可散阳明风热，通经定痛，疏通下颌支经络。

【注意事项】

1. 做好防护，避免诱因。

2. 发病期间应食用较软的食物。

3. 埋线对该病的止痛效果较好。

第三节　面肌痉挛

面肌痉挛是西医病名，是一种以面部肌肉阵发性抽动或跳动为表现的顽固性疾病。轻者只表现在眼睑周围的抽动或跳动；严重者可波及口角和面部，甚至半个面颊都有牵拉感，而且跳动或抽动的频率加快，入睡后跳动停止，中医则称之为"瞬动"（图 57）。

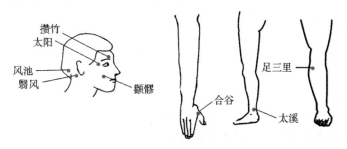

图 57　治疗面肌痉挛取穴

【辨证要点】

1. 气血亏虚, 筋脉失养　面部肌肉跳动, 上肢及面部麻木, 有虫蚁爬走感, 伴有面色少华, 失眠多梦, 体乏多汗, 劳累后症状加重; 舌质淡、苔白、舌边有齿痕, 脉沉细。

2. 肝肾阴虚, 虚火上扰　面部肌肉抽搐, 时发时止, 同时可伴有头晕耳鸣, 健忘不寐, 偏正头痛, 腰膝酸软; 舌红少苔, 脉细弱。

3. 余邪客络, 经脉阻滞　面部患侧肌肉发硬, 拘紧明显, 受寒冷后抽搐加重。多由面瘫治疗后遗症造成, 病程较长, 患者多为老年人, 脉弦, 苔白。

【治疗原则】

1. 补益气血, 濡养筋脉。

2. 补益肝肾, 养血荣筋。

3. 行气活血, 疏通经脉。

【治疗方法】埋线法。

1. 取穴

主穴: 翳风、攒竹、太阳、颧髎、合谷。

配穴: 气血亏虚加足三里; 肝肾阴虚加太溪; 余邪客络加风池。

2. 方法

(1) 根据临床症状选取合适腧穴。

(2) 用常规法将选取的腧穴消毒。

(3) 选用 7 号美容埋线针, 用 00 号羊肠线, 取 1~1.5cm, 将其从针尖部位插入, 根据手法需要分别采用平刺、斜刺或直刺法, 将羊肠线埋入腧穴皮下。

(4) 针孔处用金霉素眼药膏点涂。

(5) 每 20 天治疗 1 次。

3. 方解　翳风为手少阳三焦经腧穴, 攒竹为足太阳膀胱经腧穴, 太阳为经外奇穴, 颧髎为手太阳小肠经腧穴, 四穴均位于面部, 可疏调面部经脉之气, 濡润筋脉; 合谷为手阳明经原穴, "面口合谷收", 与诸穴相配, 可熄风止痉。

【注意事项】

1. 保持心态平和, 避免过度紧张和激动。

2. 注意劳逸结合, 避免过度疲劳。

3. 做好防护, 避免受风邪或寒邪的袭击。

4. 生活要有规律性，保证睡眠。

5. 此症病程长，应配合医生耐心治疗。

第四节　中风后遗症

中风后遗症是中医病名，即为西医的脑血管意外后遗症。以半身不遂口眼歪斜，语言不利为主证，在中医则属于"中风"的范畴（图58）。

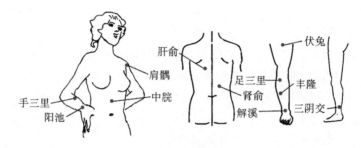

图58　治疗中风后遗症取穴

【辨证要点】

1. 肝肾阴虚，肝阳化风　中风之后，语言塞涩，半身麻木无力，即重不胜，饮食不佳，大便燥结，数日一行；舌红、苔黄，脉弦细。

2. 气虚血瘀，脉络空虚　中风发病后，半身不遂或半身顽钝不灵，手足麻木，布履艰行，语言不利，口角流涎；舌淡，苔薄白，脉弦涩。

3. 肝风内动，痰湿阻络　中风后，半身不遂，半身麻木，口眼歪斜，痰壅气促，言语不清，便秘；舌红，苔腻，脉弦滑。

【治疗原则】

1. 滋补肝肾，柔肝熄风。

2. 益气活血，祛风通络。

3. 平肝熄风，豁痰通腑。

【治疗方法】埋线法。

1. 取穴

主穴：肩髃、手三里、阳池、伏兔、足三里、解溪。

配穴：肝肾阴虚加肝俞、肾俞；气虚血瘀加中脘、三阴交；痰湿阻络加丰隆。

2. 方法

（1）用常规法将选取的腧穴消毒。

（2）选用8号美容埋线针，用1号药浸羊肠线1～1.5cm，将其从针尖部位插入，背部腧穴用斜刺法；其余腧穴采用直刺法，将针刺入皮下，将线埋入相应腧穴。

（3）针孔处用创可贴贴敷。

（4）每10天治疗1次。

3. 方解　肩髃、手三里为手阳明大肠经腧穴，阳明经多气多血，二穴可以补益气血，行经通络；阳池为手少阳三焦经腧穴，又为其原穴，可以舒筋活络，调整经气；伏兔、足三里、解溪皆为足阳明胃经腧穴，足阳明多气血，故可以疏通经络，调和气血。

［注］药线制备：将含有黄芪注射液10ml，当归注射液10ml，红茴香注射液10ml，复方丹参注射液10ml，山莨菪碱50mg的药液配置混合后，将1号羊肠线侵入药液，30天后使用。

【注意事项】

1. 加强康复锻炼，进行肢体功能恢复。

2. 语言障碍者，应进行发音训练。

3. 饮食宜清淡而富有营养。

4. 对卧床者，应定时翻动预防褥疮。

5. 应警惕中风再次发生。

第五节　甲状腺囊肿

甲状腺囊肿是西医病名，是以颈前喉结附近有肿块，无疼痛，随吞咽而上下移动，缠绵难消为特点的疾患。中医则称其为"瘿瘤"、"痰核"（图59）。

【辨证要点】

1. 气滞痰凝　颈部漫肿，边缘不清，皮色如常，质软不痛，自觉局部发堵，吞咽不便，心胸烦闷，喜叹息，或郁郁寡欢，苔薄腻，脉弦滑。

2. 脾虚络阻　颈部肿块较硬，皮肤表面光泽；伴有神疲乏力，胸闷气短，少气懒言，舌淡，苔薄白，脉沉细。

3. 阴虚火旺　颈部肿物明显肿大，质地坚实，可随着吞咽上下移动；伴有心悸多汗，五心烦热，目胀眼突，手颤抖，舌红，少苔，脉细数。

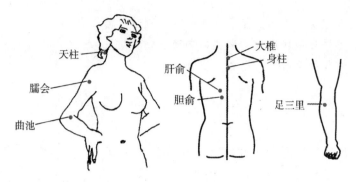

图59　治疗甲状腺囊肿取穴

【治疗原则】

1. 疏肝解郁，行气化痰。

2. 健脾益气，通络散结。

3. 滋阴降火，理气消痰。

【治疗方法】埋线法。

1. 取穴

大椎，肝俞，胆俞，臑会，足三里，天柱，身柱，曲池。

2. 方法

（1）用常规法将选取的腧穴消毒。

（2）选用8号美容埋线针，取1号羊肠线1~1.5cm，将其从针头插入，背部腧穴用斜刺法，向上方刺；其余腧穴采用直刺法，将线埋入腧穴。

（3）针孔处用创可贴贴敷。

（4）每次施术选取2~3穴，交替使用。

（5）每45天治疗1次。

3. 方解　大椎、身柱为督脉之腧穴，大椎又为与诸阳经交会穴，二穴可以降火化痰，行气散结；肝俞、胆俞为足太阳膀胱经腧穴，又分别为肝和胆之背俞穴，二穴可以疏肝解郁，化痰通络；臑会为手少阳三焦经腧穴，可以降火通络；天柱为膀胱经腧穴，又邻近瘿肿部位，可以理气活血；足三里、曲池分别为手、足阳明经之合穴，可以理气活血消瘿。

【注意事项】

1. 保持良好心态，切忌忧思恼怒。

2. 合理安排工作，注意劳逸结合，减轻心理压力。

3. 可平日多食海带、紫菜等含碘食物。

4. 增加体育锻炼，提高免疫力。

第六节 突眼症

突眼症实际只是一种症状，是西医称之为甲状腺机能亢进的临床表现之一。其临床表现，除有眼球突出外，多还伴有性情急躁、心悸、消瘦等。中医则称其为"瘿气"（图60）。

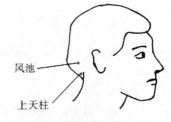

图60 治疗突眼症取穴

【辨证要点】

1. 痰气互结 眼球外凸，颈瘿肿大，精神抑郁，心绪烦乱，胸闷，两胁胀满，女性伴有月经不调，舌淡苔薄白，脉弦。

2. 肝火亢盛 眼球外凸，瘿肿，眼部干涩、发痒、口苦烦热、心烦易怒，女性伴有月经后错，多血块，经血色暗或黑，舌红苔薄黄，脉弦数。

3. 肝火犯胃 眼球外凸，目胀，头昏，眼花，善食易肌，形体消瘦，多汗易惊，心烦心悸，口中多有异味，大便干结，小便黄赤，舌红苔薄黄或腻，脉滑数。

4. 阴虚火旺 眼球外凸，并微有振颤，颈部瘿肿或大或小，形体消瘦，易激动汗出，心烦怕热，手指颤动，舌红苔少，少津，脉弦细。

5. 心肾亏损 眼球凸出，眼眶发胀，伴有心慌气短，全身乏力，消瘦，怕热多汗出等，舌淡，苔白脉细。

【治疗原则】

1. 疏肝解郁，理气化痰。

2. 泻肝降火，化痰散结。

3. 健脾清胃，调气化痰。

4. 滋阴降火，泻火止汗。

5. 调气安神，通络散结。

【治疗方法】埋线法。

1. 取穴 上天柱（天柱穴上5分）、风池。

2. 方法

（1）用常规法将选取的腧穴消毒。

（2）选用 8 号美容埋线针，用 0 号羊肠线 1～1.5cm，将其从针尖部位插入，施直刺手法，将羊肠线埋入腧穴。

（3）针孔处用创可贴贴敷。

（4）每月治疗 1 次，5 次为 1 个疗程。

3. 方解　上天柱为经外奇穴，风池为足少阳胆经腧穴，二穴为治疗突眼症之经验穴。

【注意事项】

1. 注重心理健康，调整心态，保持乐观情绪。

2. 注意饮食调配，不吃辛辣及油腻食物。

3. 适量进行文体活动。

4. 适当配合药物治疗。

第七节　乳腺增生

乳腺增生是西医病名，是乳腺结构不良、囊性增生症，故又被称为乳腺小叶增生，是常见的乳房疾病。是以乳房中有肿核疼痛，皮色不变为特性的皮肤病，中医又称其为"乳癖"、"乳栗"等。《外科正宗》曰："乳癖及乳中结核，形如丸卵，或垂附作痛，或不痛，皮色不变，其核随喜怒消长，多由思虑伤脾，恼怒伤肝，气血郁结而成（图61）。"

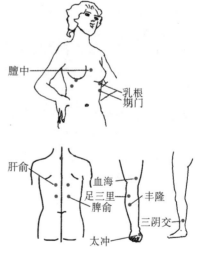

图 61　治疗乳腺增生取穴

【辨证要点】

1. 肝郁气滞　乳内有肿核，小如桔核，大如杏李，触之疼痛，经前或生气后加重；同时伴有胸胁满闷，心烦易怒，小腹胀痛或串痛，喉中有梗阻感，月经不调，舌淡苔白，脉弦滑。

2. 肝火旺盛　乳中有肿块，拒按，乳房和胸胁胀痛，生气后则疼痛加重，同时伴有目赤肿痛，口苦咽干，心烦易怒，月经提前，舌红、苔黄，脉弦数。

3. 气血瘀滞 乳中肿块较大，病程较长，触摸疼痛，经前会有增大，经后则缩小；同时伴有小腹刺痛，痛点多固定不移，月经多错后，经色较暗，有血块，舌上有紫斑。

4. 气血两虚 乳房中有肿块，胀痛多在劳累后加重；同时伴有体乏无力，动则汗出，睡眠较差，易醒易惊，面色不华，舌瘦，淡嫩，脉沉细。

【治疗原则】

1. 疏肝理气，化痰散结。

2. 清肝降火，理气通络。

3. 活血化瘀，通行经络。

4. 补益气血，滋养肝肾。

【治疗方法】埋线法。

1. 取穴

主穴：膻中、足三里、丰隆、乳根（患侧）。

配穴：肝郁气滞加期门、太冲；肝火旺盛加肝俞、太冲；气血瘀滞加血海、三阴交；气血两虚加脾俞、足三里。

2. 方法

（1）根据临床症状选取合适腧穴。

（2）用常规法将选取的腧穴消毒。

（3）选用8号美容埋线针，用0号药剂羊肠线1~1.5cm，从针尖部位插入；胸部、背部采用平刺、或斜刺法，其余腧穴采用直刺法，将药制羊肠线埋入腧穴皮下。

（4）针孔处用创可贴贴敷。

（5）每次治疗选3~5个腧穴。

（6）每30天治疗1次，6次为1个疗程。

3. 方解 乳房疾病主要和肝、胃二经有关；膻中为任脉腧穴，气会之穴，乳根为足阳明之腧穴，二穴均位于乳旁，可宽胸理气，行气活血；足三里、丰隆皆为足阳明胃经腧穴，二穴可通经化痰，散结消肿。

[注] 药线制备：选用全虫、生草乌、三棱、莪术各6g，穿山甲、川芎各9g，通草12g，夏枯草15g，水蛭3g，蜈蚣3条，壁虎2只制成药液，1号羊肠线浸入药液中1个月后使用。

【注意事项】

1. 消除烦恼，保持乐观情绪。

2. 重视女性卫生，避免人流发生。

3. 生活要有规律，疏导调节精神压力。

第八节 乳 腺 炎

乳腺炎是西医病名，是乳房部位常见的急性化脓性疾病。中医则称之为乳痈（图62）。

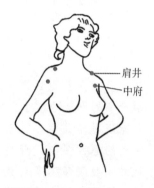

图62 治疗乳腺炎取穴

【辨证要点】

1. 肝郁阻络 乳房患处胀痛，肤色多无变化，触之有硬块，患侧乳房乳汁多不通；同时伴有心情不畅，郁闷不舒，或郁郁寡欢。

2. 湿热蕴结 皮损处皮肤多有红肿热痛，压痛明显，同时可伴有恶寒发热等全身症状；胃胀、便秘、口中有异味，喜吃油腻和煎炸食物及大量营养品。

【治疗原因】

1. 舒肝解郁，通络活血。

2. 清热解毒，活血散瘀。

【治疗方法】埋线法。

1. 取穴 肩井、中府。

2. 方法

（1）用常规法将选取的腧穴消毒。

（2）选用8号美容埋线针，取0号羊肠线1~1.5cm，从针尖部插入，采用直刺法刺入腧穴（注意不可太深），将羊肠线埋入腧穴下。

（3）针孔处用创可贴贴敷。

（4）如施术一次未愈，可15天后再次施术。

3. 方解 肩井为足少阳胆经腧穴，能清泻肝胆之火，是治疗乳房疾患之经验穴；中府为手太阴肺经腧穴，又为肺之募穴和手、足太阴经之交会穴，可以清热凉血活血，"肺主皮毛"，对皮肤红肿疼痛，有良好的缓解作用。

【注意事项】

1. 保持乳房清洁卫生。

2. 应保持良好的心态，切忌忧思恼怒。

3. 哺乳时间不可太长，或次数太多。

4. 哺乳时不可让婴儿含乳而睡。

5. 哺乳期应注意不可挤压乳房。

6. 不可吃辛辣油腻食物及烟酒。

7. 多吃水果和蔬菜。

第九节　产后少乳

产后少乳是西医病名，是指产后产妇的乳汁分泌过少或乳汁全无，不能满足婴儿需要。西医认为产后少乳的原因多与乳腺发育较差、分娩时出血过多、产后营养不良、授乳方法不正确、过度劳累、睡眠不足、精神因素等有关。中医则称之为"乳汁不足"、"乳汁不解"、"产后缺乳"等（图63）。

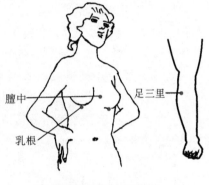

图63　治疗产后少乳取穴

【辨证要点】

1. 气血不足　乳房发育正常，产后乳汁分泌量甚少或乳汁全无，乳汁清稀，乳房柔软无胀感；伴有面色少华，气短乏力，头晕目眩，心悸怔忡，舌淡，少苔，脉虚无力。

2. 肝气瘀滞　乳房发育正常，但产后乳少浓稠或乳汁不行，乳房胀满而痛；伴有胸胁胀满，心烦易怒，口苦善太息，食欲不振，舌红，苔黄，脉弦细。

【治疗原则】

1. 补益气血，生乳下乳。

2. 疏肝解郁，通络下乳。

【治疗方法】埋线法。

1. 取穴　膻中、乳根、足三里。

2. 方法

（1）用常规法将选取的腧穴消毒。

（2）选用8号美容埋线针，用1号羊肠线1cm，将其从针尖插入；

膻中穴施平刺法，乳根施斜刺法，足三里施直刺法，将针刺入腧穴，得气后，将羊肠线埋入穴下。

（3）针孔处用创可贴贴敷。

3. 方解　膻中为任脉腧穴，又为气会穴，任脉为阴脉之海，故其可益气养血生乳；乳根为足阳明胃经之腧穴，阳明经多气多血，又位于乳下，故其可补益气血，化生乳汁；足三里为足阳明之"合"穴，可以健脾胃、益气血。《女科撮要》曰："乳汁为气血所化，在上为乳，在下为经。"

【注意事项】

1. 产妇应加强营养，适当休息，保证睡眠。

2. 保持平和心态，切忌忧思恼怒。

3. 不食辛辣食物及烟酒。

第十节　血管闭塞性脉管炎

血管闭塞性脉管炎是西医病名，是一种慢性复发性中小动静脉炎症和闭塞性为特点的血管疾病。好发于手足部位，尤以下肢最为常见。中医则称其为"脱疽"、"脱骨疽"（图64）。

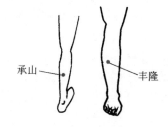

图64　治疗血管闭塞性脉管炎取穴

【辨证要点】

1. 阳虚寒袭　患肢怕冷、发凉、麻木、疼痛，遇冷则疼痛加剧，步履艰难跛行。舌淡、苔白、脉沉细。

2. 湿毒阻络　患肢肿胀疼痛，肤色较暗，有溃疡和渗出，严重者有焦黑坏死；舌暗、苔腻、脉滑数。

3. 气血瘀滞　患肢肤色紫暗或暗红，自觉麻木疼痛，行走时更加痛甚，有间歇性跛行，夜间疼痛更甚，不得入眠；舌红、有瘀斑，脉沉细。

4. 气血两亏　皮肤干枯少泽，肢端溃疡久不愈合，有质稀脓液渗出，肉芽灰白，体乏无力，少气懒言，失眠多梦；舌淡、苔薄白，脉沉细。

【治疗原则】

1. 补肾健脾，温经散寒。

2. 清热化湿，活血通络。

3. 活血化瘀，通经止痛。

4. 补益气血，濡肌养肤。

【治疗方法】埋线法。

1. 取穴　丰隆、承山。

2. 方法

（1）用常规法将选取的腧穴消毒。

（2）选用 8 号美容埋线针，用 0 号羊肠线 1～1.5cm，将其从针尖部插入，施直刺手法，得气后，将线埋入腧穴。

（3）针孔处用创可贴贴敷。

（4）每 2 周治疗 1 次。

3. 方解　丰隆为足阳明胃经腧穴，阳明经多气多血，可以祛寒湿活气血，通经络消淤滞；承山为足太阳膀胱经腧穴，可以清热解毒祛湿，膀胱和肾相表里，故其亦有益肾通阳作用。

【注意事项】

1. 注意保暖，特别是患肢，更应注意。

2. 不可吸烟。

3. 节制房事。

4. 居住环境应注意，不可过于潮湿寒冷。

5. 调节情志，防止精神刺激。

第十一节　过敏性鼻炎

过敏性鼻炎是西医病名，是以发作时鼻流清涕，喷嚏连打如狂为主症的疾病。某些人由于接触某种物质后也会引发本病，故又称其为变态反应性鼻炎。中医则称其为"鼻鼽"（图 65）。

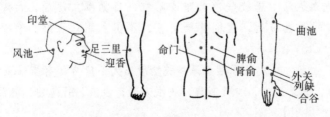

图 65　治疗过敏性鼻炎取穴

【辨证要点】

1. 寒邪袭肺　遇冷空气则连连喷嚏,有清涕流出,冬天则症状加重,夏则减轻,苔白脉细。

2. 热邪伏肺　经常出现喷嚏连连和流浊涕,不受季节和气候影响,舌红苔黄,脉弦数。

3. 气血虚弱　身体虚弱,易感冒,天气稍有变化,即喷嚏连连,遇冷则涕水频流,怕冷畏寒,舌淡苔薄。

4. 肾气不足　鼻流清涕,怕冷畏寒,手足不温,遇寒冷则喷嚏鼻塞,夜尿较多。

【肾气不足】

1. 温肺散寒,调理气机。

2. 清热解毒,祛邪安肺。

3. 补益气血,固卫御风。

4. 温补肾阳,散寒除邪。

【治疗方法】埋线法。

1. 取穴

主穴:印堂、迎香、合谷。

配穴:外感寒邪加列缺、风池;外感热邪加曲池、外关;气血虚弱加脾俞、足三里;肾气不足加命门、肾俞。

2. 方法

(1) 根据临床症状选取合适腧穴。

(2) 用常规法将选取的腧穴消毒。

(3) 选用 8 号美容埋线针,用 0 号羊肠线 1~1.5cm,从针头插入,术者面部施平刺手法,背部施斜刺手法,其余施直刺手法,刺入后,使之得气,再将羊肠线埋入穴下。

(4) 面部针孔涂金霉素眼药膏,其余针孔用创可贴贴敷。

(5) 每周治疗 1 次。

3. 方解　印堂为经外奇穴,迎香为手阳明的终止穴,二穴都位于鼻旁,有清热、泻火、通窍之功;合谷为手阳明原穴,"面口合谷收",故其善治头面疾病。

【注意事项】

1. 注意煅炼,经常做鼻部的穴位按摩点穴。

2. 提高免疫力，可经常用冷水洗脸。

3. 不可吃辛辣、烧烤食物及饮酒、吸烟等。

第十二节　头　痛

头痛，是一种自觉症状，常见于多种急、慢性疾病之中。在西医中，常见到引起头痛的疾病为偏头痛、紧张性头痛、血管神经性头痛、高血压、脑震荡后遗症等（图66）。

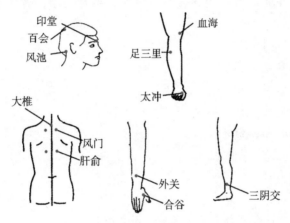

图66　治疗头痛取穴

【辨证要点】

1. 风邪袭络　头痛时作时止，痛如针刺，或恶风或恶寒，咽喉肿痛，鼻流涕，舌淡或红，脉浮。

2. 肝阳上亢　头痛目眩，心烦易怒，胸胁胀满，面赤口苦，大便干，小便黄，舌红苔薄黄，脉弦。

3. 气血不足　头隐痛，其势较缓，伴面色不华，神疲乏力，舌淡，苔薄白，脉细弱。

4. 血瘀阻络　头痛有定处，不时发作，痛时如针刺，多有头部外伤史；舌黯有瘀斑，脉涩。

【治疗原则】

1. 疏风通络，散邪止痛。

2. 平肝潜阳，通经活络。

3. 益气养血，活络止痛。

4. 活血化瘀，通络调血。

【治疗方法】埋线法。

1. 取穴

主穴：印堂、太阳、百会、大椎、外关。

配穴：风邪袭络加风池、风门；肝阳上亢加肝俞、太冲；气血不足加足三里、血海；血瘀阻络加三阴交、太冲、合谷。

2. 方法

（1）根据临床症状选取合适腧穴。

（2）用常规法将选取的腧穴消毒。

（3）选用 8 号美容埋线针，选取 0 号羊肠线 1~1.5cm，将其从针尖插入，术者对头、面部腧穴采用平刺或斜刺法，余穴用直刺法，将羊肠线埋入腧穴。

（4）针孔用金霉素眼药膏或创可贴贴敷。

（5）每 10 天治疗 1 次，3 次为 1 个疗程。

3. 方解　印堂、太阳为经外奇穴，二穴皆在头部，可以通经络，改善头部的气血运行，以达“通则不痛”；百会、大椎皆为督脉之腧穴，大椎为诸阳之会穴，可以祛风降火，活血通络；百会位于颠顶，可以活血、消风、通络、止痛；外关为手少阳三焦经腧穴，可疏通少阳经气，调和气血，平衡阴阳。

【注意事项】

1. 注意劳逸结合，合理用脑。

2. 调节情志，切忌忧思恼怒。

3. 调整心态，减轻心理压力。

4. 加强身体锻炼，提高免疫力。

5. 注意季节变化，调整衣物。

6. 饮食有节，拒绝烟酒。

第十三节　落　　枕

落枕，又称颈部伤筋。是一侧颈部疼痛，头扭动不利的一种疾病。中医称之为“失枕”。《诸病源候论》云：“头项有风，在于筋脉间，因卧而气虚者，值风发动，故失枕”（图 67）。

【辨证要点】

1. 虚人受风，筋脉失养　平素体乏无力，少气懒言，清晨发现一侧颈部剧痛，头不可自由转侧；舌淡苔薄白，脉浮紧。

2. 气血失和，筋脉拘急　起床后，发现颈部强直发硬，有牵拉样疼痛，头不可自由活动，转头时疼痛加剧；舌红，苔薄，脉弦紧。

3. 风寒袭络，经脉阻滞　颈部活动受限，患侧拘急疼痛，头更不能左右，同时伴有头痛，背痛，怕冷等症；舌淡，苔白腻，脉濡缓。

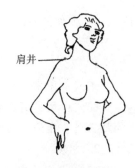

图 67　治疗落枕取穴

【治疗原则】

1. 补虚强壮，疏风通络。

2. 调理气血，濡养筋脉。

3. 疏风散寒，活血养筋。

【治疗方法】埋线法。

1. 取穴　肩井。

2. 方法

（1）用常规法将以上腧穴消毒。

（2）选用 8 号美容埋线针，取 1～1.5cm 长 0 号羊肠线，从针的顶端插入，采用直刺法或平刺，将羊肠线埋入腧穴。注意：如直刺则不可刺入太深。

（3）用创可贴贴敷针孔。

3. 方解　肩井为足少阳胆经腧穴，其可以疏通颈项部的气血经络，足少阳与督脉相通，"经脉所通，主治所及"。

【注意事项】

1. 注意自身保护，不可用风扇或空调直吹患处。

2. 应选用合适枕头，一般和自己的拳头一样高为宜。

3. 睡眠体位应正确，以仰卧和右侧卧为宜。

4. 熟睡后不可吹风扇或空调。

5. 长时间看书或学习及工作不可始终一个姿势，应适当活动颈项部。

第十四节 颈椎病

颈椎病又被称为"颈椎综合征"，是西医病名。其是以颈部疼痛，活动受限，常常累及背部，并放射至两侧上肢乃至手指为特征的疾病。中医则称其为痹症（图68）。

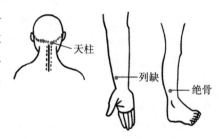

图68　治疗颈椎病取穴

【辨证要点】

1. 风寒痹阻　颈肩部肌肉紧张，酸楚、肿胀、重着；手臂麻木、疼痛，遇冷则痛剧，受热则痛减，多和天气变化有关；舌苔薄白，脉浮紧或弦紧。

2. 气滞血瘀　颈部及肢体疼痛甚剧，痛不可触，痛点固定不移，手指麻木，活动受限；舌紫暗有瘀斑，脉弦细。

3. 肝肾亏虚　颈项强痛，手足麻木，活动不利，劳累后加重；可伴有耳聋耳鸣，腰膝酸软，多为中老年人；舌苔少，脉细弱。

【治疗原则】

1. 驱风散寒，通经活络。

2. 行气活血，通络止痛。

3. 濡养肝肾，调和气血。

【治疗方法】埋线法。

1. 取穴　天柱、列缺、绝骨。

2. 方法

（1）用常规法将以上腧穴消毒。

（2）选用8号美容埋线针，用0号羊肠线，截取1~1.5cm，将其从针尖部插入，用直刺法刺入皮下，得气后，将羊肠线埋入腧穴。

（3）用创可贴贴敷针孔。

（4）每20天治疗1次，4次为1个疗程。

3. 方解　天柱为足太阳膀胱经腧穴，为局部取穴，可以改善局部经气，疏通经络；列缺为手太阴肺经腧穴，可疏风散寒，疏筋通络，理气止痛之功。绝骨为足少阳胆经之腧穴，又为八会穴之一，髓会绝骨。髓养骨，髓充则骨健，骨健则关节利，故其可通经络、舒筋利节。

【注意】

1. 长期伏案或低头工作者，应在工作 1~2 个小时后，起身活动颈部和上肢。

2. 做好颈部防护，避免风寒，尤其是避免风扇或空调直吹颈部。

3. 注意睡眠姿势，枕头要高低合适，枕于颈项部位。

【附】 颈部锻炼

1. 仰天俯地 缓慢下颌前屈，靠近胸骨；再缓缓后伸，眼望天空，如此反复活动 5 次。

2. 左顾右盼 双目平视，慢慢转向看左肩；再看右肩，头左右摆看各 5 次。

3. 狮子摇头 缓缓眼看左肩再向下看地板，继续转向右侧看右肩，向上看左侧，再看天空，转而看左肩为 1 圈；再反方向转头，为另 1 圈，左右各 1 圈为 1 次，共 5 次。

4. 侧倒 用力将头向左侧的正中倾倒；继而再向右侧的正中倾倒，各 5 次。

5. 每日睡前及起床后各锻炼 1 次，可促进颈椎病的康复。

第十五节 肩关节周围炎

肩关节周围炎又被称为肩周炎，是西医病名。其是指肩关节囊和关节周围软组织的一种退行性无菌性慢性炎症。主要表现在肩部疼痛和肩部活动受限。中医则称其为"五十肩"、"漏肩风"（图69）。

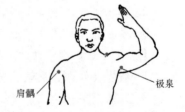

图69 治疗肩关节周围炎取穴

【辨证要点】

1. 肝肾虚弱 初起微感肩膀部疼痛，渐渐加重，手臂不能上举，摸头，摸背等活动受限，同时伴有腰酸腿软、头晕耳鸣等症；舌红，苔少，脉沉细。

2. 风寒袭络 有肩部受凉史，肩部疼痛，不能活动，上举、外展、背伸等受限，夜间疼痛加剧，受热受暖后则疼痛缓解；舌淡、苔薄白、脉沉细。

3. 气血瘀滞，经络闭阻 多有外伤史，肩关节疼痛难忍，在受伤部位有压痛点，病程较长。舌苔薄白，脉弦滑。

【治疗原则】

1. 补益肝肾，养血荣筋。

2. 疏风散寒，活血通络。

3. 调理气血，通经活络。

【治疗方法】埋线法。

1. 取穴　肩髃，极泉。

2. 方法

（1）用常规法将以上腧穴消毒。

（2）选用8号美容埋线针，取0号羊肠线1～1.5cm，从针尖部插入，用直刺法刺入腧穴，将羊肠线埋入腧穴。

（3）用创可贴贴敷针孔。

（4）每20天治疗1次，3次为1个疗程。

3. 方解　肩髃为手阳明大肠经腧穴，阳明经多气多血，其可行气活血，散寒通络；极泉为手少阴心经腧穴，其可行气活血，二穴都位于肩关节局部，可疏通局部经络，调和局部气血，改善局部组织粘连，令肩关节功能活动得以恢复。

【注意事项】

1. 患肢应避免风寒，不可直对风扇或空调。

2. 坚持煅炼，可练习上肢的手指爬墙活动。

3. 在患肢局部可进行按摩和热疗。

第十六节　网　球　肘

网球肘是俗称，其名称来自国外。西医则称其为"肱骨外上髁炎"和"肱骨外上髁综合征"。是以肘部关节疼痛，关节活动障碍为主症的一种常见慢性劳损性疾病。中医则称之为"肘劳"，属于中医"痹证"、"伤筋"的范畴（图70）。

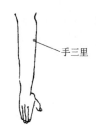

手三里

图70　治疗网球肘取穴

【辨证要点】

1. 气血虚衰　提、端物品时，肘部疼痛，劳累后加重，休息后缓解；多伴有气短少力，形体困倦，脉沉细弱，舌淡苔少。

2. 风寒外袭　多发生在冬季，肘关节突感疼痛，不能做提水或拧毛巾等动作；肘部喜温喜暖，得温则缓解，遇冷则加剧；舌淡，苔薄白，脉细迟。

3. 劳累伤筋　多和从事工作有关，在肘关节外侧有明显的压痛点，用力握拳或作前臂旋转动作则疼痛加剧，严重时疼痛可向前臂或肩部放射，病程长；舌苔薄白，脉弦滑。

【治疗原则】

1. 补益气血，养血荣筋。

2. 驱风散寒，活血通络。

3. 舒筋活血，通络止痛。

【治疗方法】埋线法。

1. 取穴　手三里、阿是穴（肱骨外上髁与曲池连接中点之压痛点）。

2. 方法

（1）用常规法将以上腧穴消毒。

（2）选用 8 号美容埋线针，用 0 号羊肠线 1～1.5cm，将其从针尖部插入；术者用直刺法刺入腧穴，得气后，边退针，边将羊肠线埋入俞穴。

（3）针孔处用创可贴贴敷。

（4）每 15 天治疗 1 次。

3. 方解　手三里为手阳明大肠经腧穴，阳明经多气多血，且其又位于病变之旁，故可疏通其经络，调理气血，经络通则不痛；阿是穴可以直达病所，消除病疾。

【注意】

1. 本症尚可用火针疗法，效果堪佳。

2. 可适当配合手法，采用痛点"剥筋"，剥离粘连组织，则康复更快。

3. 注意局部保暖，避免风寒侵袭。

第十七节　坐骨神经痛

坐骨神经痛是西医病名，是指疼痛沿坐骨神经通路（腰部，臀部，大腿后侧，小腿后侧，足外侧）以放射性疼痛为主要特点的疾病。中医则称其为"坐臀风"，"腿股风""腰腿痛"等（图71）。

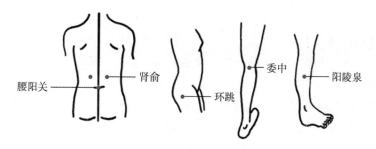

图71 治疗坐骨神经痛取穴

【辨证要点】

1. 气血瘀滞 多有外伤史或久站、久坐工作，痛有定处，转侧、仰卧不便，痛点拒按，舌紫或有瘀斑，脉涩。

2. 风寒湿痹 疼痛剧烈，夜间尤甚，痛自臀沿股后向小腿放散，受寒冷则加重；舌苔白腻，脉沉迟。

3. 脾肾亏虚 腰腿疼痛，膝软无力，遇劳加重，畏寒肢冷，喜暖喜按，或头晕耳鸣，舌红，脉虚。

【治疗原理】

1. 活血化瘀，活络止痛。

2. 祛风除湿，舒筋止痛。

3. 健脾补肾，滋养筋脉。

【治疗方法】埋线法。

1. 取穴

主穴：腰阳关、肾俞、环跳；

配穴：委中、阳陵泉、昆仑、阿是穴（轮流选用）。

2. 方法

（1）根据症状，选择合适腧穴。

（2）用常规法将以上腧穴消毒。

（3）选用7号美容埋线针，用00号羊肠线1～1.5cm，从针尖插入，腰阳关采用斜刺法，余穴用直刺法，将羊肠线埋入腧穴。

（4）针孔用创可贴贴敷。

（5）每15天治疗1次，4天为1个疗程。

3. 方解 腰阳关为督脉之腧穴，肾俞为膀胱经腧穴，又为肾之背俞穴，可补肾强腰，疏调腰部经络之气；环跳为足少阳胆经腧穴，和以上腧穴可疏导足太阳、足少阳两经闭阻不通之气血，达到"通则不痛"

之目的。

【注意事项】

1. 劳逸结合，劳作应采用正确姿势。

2. 卧床应采用硬板床。

4. 注意腰部保暖，避风寒。

5. 腰部可束围腰或宽腰带。

第十八节　腓肠肌痉挛

腓肠肌痉挛是西医病名，是以下肢腓肠肌产生痉挛性疼痛为特征的一种疾病。俗称为"转筋"、"小腿抽筋"（图72）。

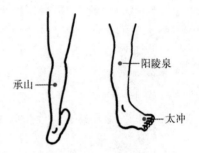

图72　治疗腓肠肌痉挛取穴

【辨证要点】

1. 实证　小腿突然抽筋，疼痛剧烈，受寒冷后加重，得温暖后减轻。

2. 虚证　小腿抽筋多发生在夜晚，很快缓解，遇劳累后加重，可伴有腰膝酸软。

【治疗原则】

1. 疏风散寒，舒筋活络。

2. 补益肝肾，养血荣筋。

【治疗方法】埋线法。

1. 取穴　承山、阳陵泉、太冲。

2. 方法

（1）用常规法将以上腧穴消毒。

（2）选用7号美容埋线针，用00号羊肠线1～1.5cm，将其从针顶插入，刺入以上腧穴，得气后，将羊肠线埋入腧穴。

（3）针孔用创可贴贴敷。

（4）每20天治疗1次。

3. 方解　承山为足太阳膀胱经腧穴，又位于腓肠肌两肌腹之间，是治疗腓肠肌痉挛之要穴；阳陵泉为足少阳胆经腧穴，又为筋会之穴，可以舒筋通络止痛；太冲为足厥阴肝经之腧穴，可以活血行气，疏通经络而止痛。

【注意事项】

1. 做剧烈运动前要做好准备活动。

2. 做好保暖，防止寒冷刺激。

3. 患有下肢静脉曲张者，要积极治疗。

第十九节 梅 核 气

梅核气是中医病名，是以咽中如有物梗，咯之不出，咽之不下，胸膈痞闷，抑郁不舒为主要症状的一种病症。多见于中年女性。本病属于西医"癔球"或咽部神经官能症的范畴（图73）。

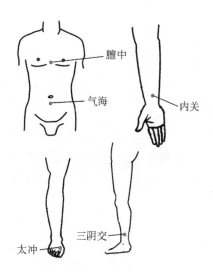

图73 治疗梅核气取穴

【辨证要点】

1. 肝气郁滞，蕴结咽喉 咽中如有异物，时时梗阻不适，咯之不出，吞之不下；伴有精神不振，心胸烦闷或忧郁萎靡，苔薄，脉弦。

2. 肝气上逆，痰火凝滞 咽中如异物阻塞，持续日久；伴有口苦咽干，心烦，舌红苔黄，脉滑数。

【治疗原则】

1. 疏肝理气，解郁通络。

2. 理气解郁，降火化痰。

【治疗方法】埋线法。

1. 取穴 气海、内关、膻中、三阴交、太冲。

2. 方法

（1）用常规法将以上腧穴消毒。

（2）选用7号美容埋线针，用00号羊肠线1～1.5cm，将其从针尖插入，膻中穴用平刺法，其余用直刺法，刺入腧穴得气后，将羊肠线埋入俞穴。

（3）针孔用创可贴贴敷。

（4）每20天治疗1次，3次为1个疗程。

3. 方解　膻中、气海皆为任脉之腧穴，膻中又为气会之穴，二穴可以条畅气机，疏通经络；内关为手厥阴心包经腧穴，擅宽胸理气降逆；三阴交为足太阴脾经腧穴，又为肝、脾、肾三阴经之交会穴，可以疏肝理气解郁；太冲为足厥阴肝经腧穴，可以降逆消痰，以消咽中梗阻不适。

【注意事项】

1. 调整心态，切忌忧思恼怒。

2. 注意劳逸结合，减轻心理压力。

3. 饮食宜清淡，切忌辛辣和油腻。

第二十节　胆　囊　炎

胆囊炎是西医病名，是指胆囊受到细菌感染或结石、寄生虫、化学因素的刺激而引起的炎性病变，有急性和慢性之分。中医则称之为"胁痛"、"胆胀"、"黄疸"（图74）。

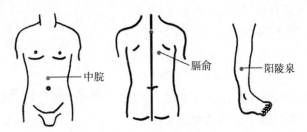

图74　治疗胆囊炎取穴

【辨证要点】

1. 肝胆失疏　右上腹、胁下疼痛，可向右侧肩胛放散，食油腻食物后疼痛加剧；常伴有口苦纳呆，舌红、苔薄黄，脉弦细。

2. 湿热蕴结　右胁下疼痛，食后加剧，向右肩胛放射，皮肤、巩膜黄染，常伴有胸闷、口苦心烦，恶心呕吐，大便秘结，小便黄赤；舌红，苔黄腻，脉弦数。

3. 瘀血阻络　右胁剧痛，痛有定处，入夜则痛甚；舌黯有瘀点或瘀斑，脉涩。

【治疗原则】

1. 清利肝胆，调和气血。

2. 清热化湿，泻火解毒。

3. 通经活络，调和气血。

【治疗方法】埋线法。

1. 取穴　中脘，膈俞，阳陵泉。

2. 方法

（1）用常规法将以上腧穴消毒。

（2）选用8号美容埋线针，取1号羊肠线1cm，将其从针头部分插入，刺入以上腧穴，得气后，将线埋入穴内。

（3）针孔用创可贴贴敷。

3. 方解　中脘为任脉腧穴，胃之募穴和腑之会穴；任脉与手太阳、少阳、足阳明经交会，可和中降逆，收缩胆总管，解除胆道口括约肌痉挛；膈俞为足太阳膀胱经俞穴，又为血之会穴，可以理气化瘀，促进肝胆血液循环；阳陵泉为足少阳胆经之"合"穴，具有疏肝利胆作用，能增加胆囊运动和排空能力。

【注意事项】

1. 注意饮食卫生，忌生食海鲜。

2. 保持乐观情绪，忌忧思恼怒。

3. 注意劳逸结合，缓解各种压力。

4. 多食新鲜水果、蔬菜；忌食蛋类及煎炸食物、烟酒。

5. 保持大便通畅。

第二十一节　外阴白斑

外阴白斑是西医病名，又被称为阴道白斑或女阴白色病变，现称为"外阴营养不良"。是以女性外阴黏膜呈灰白色、粗糙、浸润、增厚或萎缩，并伴有瘙痒、疼痛、溃疡或感染的皮肤病。此病多见于中年以上女性，尤以更年期后女性较多。中医则将其称为"阴痒"、"阴肿"、"阴疮"、"阴蚀"（图75）。

【辨证要点】

1. 肝郁气滞　外阴皮损处中心发白，周边可见因瘙抓而致的红血丝或红肿浸润，入夜痒甚及灼痛；可伴有口苦、胸闷、乳房胀痛、善太息，白带较多、色黄、有异味；舌红、苔黄腻、脉弱数。

2. 肝肾阴虚　外阴干燥，无分泌物，白斑处萎缩、瘙痒、有脱屑；

同时伴有头晕耳鸣，目睛干涩，腰膝酸软；舌红，少苔，脉细数。

3. 气血两虚 外阴皮损色淡、灰白、萎缩，时有瘙痒；同时伴有面色不华，周身乏力，少气懒言，月经后期量少，甚至闭经；舌淡，脉沉细无力。

【治疗原则】

1. 疏肝理气，清热泻火。

2. 滋补肝肾，熄风止痒。

3. 补气养血，濡养外阴。

【治疗方法】埋线法。

1. 取穴 脾俞、肾俞、阴廉、血海、三阴交。

2. 方法

（1）用常规法将以上腧穴消毒。

（2）选用8号美容埋线针，取0号羊肠线1~1.5cm，将其从针尖插入；脾俞用斜针法，其余用直刺法，得气后，将羊肠线埋入腧穴。

（3）针孔用创可贴贴敷。

（4）每20天治疗1次，4次为1个疗程。

3. 方解 脾俞、肾俞皆为膀胱经腧穴，又分别为脾、肾之背俞穴，可以益气补血，滋补肾阴；阴廉为足厥阴肝经腧穴，可以疏肝解郁，理气化滞；血海和三阴交皆为足太阴脾经腧穴，三阴交又为肝、脾、肾三阴经交会穴，可以补肝肾，益气血，熄风止痒。

【注意事项】

1. 保持外阴部位的清洁卫生。

2. 少食辛辣食物及戒除烟、酒。

3. 切忌搔抓外阴部位。

4. 保持心情舒畅，避免忧、思、恼、怒。

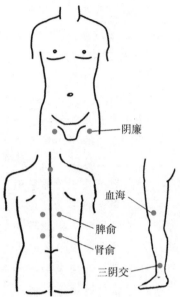

图75 治疗外阴白斑取穴

阴廉

血海

脾俞

肾俞

三阴交

第二十二节 慢性盆腔炎

盆腔炎是西医病名，是指女性内生殖器官包括子宫、输卵管、卵巢及其周围结缔组织、盆腔腹膜等部位所发生的炎症。根据病势缓急，病程长短又分为急性和慢性两种。慢性多为急性未治疗彻底，或体质较差迁延日久所致。中医则将其隶属于"带下"、"症瘕"、"腹痛"范围（图76）。

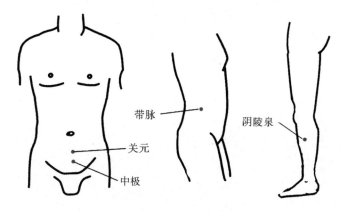

图76　治疗慢性盆腔炎取穴

【辨证要点】

1. 肾虚寒凝　病程较长，下腹隐痛，得热则减；伴有腰膝酸软，四肢不温；舌暗，有瘀点或瘀斑，脉细。

2. 湿热瘀阻　小腹胀痛，带下量多，色黄秽臭，口干不欲饮，大便秘结，小便短赤；舌红，苔黄腻，脉濡数。

3. 肝郁气滞　小腹胀痛而硬，按之痛甚，乳房胀痛，带下量多，色白，质清稀；舌淡，苔薄白，脉弦。

4. 脾胃虚弱　病程较长，精神不振，体乏无力，常在劳累后下腹疼痛加剧，白带量多，质清稀；舌淡，苔白，脉细弱。

【治疗原则】

1. 补益肝肾，温经散寒。

2. 清利湿热，活血化瘀。

3. 疏肝理气，活血止痛。

4. 健脾益胃，理气祛湿。

【治疗方法】埋线法。

1. 取穴　关元、中极、带脉、阴陵泉。

2. 方法

（1）用常规法将以上腧穴消毒。

（2）选用8号美容埋线针，取0号羊肠线1～1.5cm，将其从针顶插入，施直刺手法，得气后，将羊肠线埋入腧穴。

（3）针孔用创可贴贴敷。

（4）每20天治疗1次，4次为1个疗程。

3. 方解　关元、中极皆为任脉之腧穴，任脉通于胞宫，有调理冲任，理气活血的作用；带脉是足少阳于带脉的交会穴，可调冲任，理下焦；阴陵泉为足少阴脾经腧穴，可以清下焦湿浊。

【注意事项】

1. 注意个人卫生，尤其是经期卫生。

2. 经期宜淋浴，不宜游泳。

3. 妇科检查应到正规医院。

第二十三节　子宫脱垂

子宫脱垂是西医病名，是指子宫从正常位置沿阴道下垂或子宫颈外口垂至坐骨棘水平以下，甚至子宫全部脱出阴道口外，形如茄子，大者如鹅卵，站立或行走时下坠尤甚。此症以经产妇较为多见，多由产程过长，产时用力太过或产后过早参加体力劳动所致。中医则称其为"阴挺"、"阴脱"、"阴菌"等（图77）。

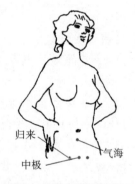

图77　治疗子宫脱垂取穴

【辨证要点】

1. 脾肾气虚　子宫下垂，小腹坠胀，劳累后加重，甚至子宫全部脱出于外。同时伴有体弱虚乏，面容憔悴，腰酸腿软，白带量多，小便频数或失禁，舌淡，舌体胖大有齿痕，脉沉细。

2. 湿热下注　子宫脱出日久，不能还纳，腹有下坠感，黏膜表面由于摩擦而糜烂，有分泌物渗出；伴有大、小便困难，口干口苦，舌红苔黄，脉滑数。

【治疗原则】

1. 补益脾肾，升气固脱。

2. 清热利湿，升提胞宫。

【治疗方法】埋线法。

1. 取穴　气海、中极、归来。

2. 方法

(1) 用常规法将以上腧穴消毒。

(2) 选用 8 号美容埋线针，取 0 号羊肠线 1～1.5cm，将其从针尖插入，用直刺法刺入腧穴，得气后，将羊肠线埋入腧穴。

(3) 针孔用创可贴贴敷。

(4) 每 15 天治疗 1 次，3 次为 1 个疗程。

3. 方解　气海、中极皆为任脉之腧穴，二穴位于胞宫附近，任脉起于胞宫，故其可调理冲任，益气固胞；归来为足阳明胃经腧穴，阳明经多气多血，脾胃为后天之本，故其可益气血，举胞宫。

【注意事项】

1. 注意下身卫生，经常清洗。

2. 注意劳逸结合，避免过重体力劳动或长期站立工作。

3. 保持大便通畅，预防便秘。

4. 经常作提肛练习。

第二十四节　痔　　疮

痔疮，中西医同名，是指直肠下端，肛管和肛门边缘的静脉丛瘀血、屈曲形成的柔软静脉团。痔疮在临床上分为三种：位于齿线以上者，为内痔；生于齿线以下者为外痔；二者混合存在的为混合痔。此症一般多见于 20～40 岁的成年人（图 78）。

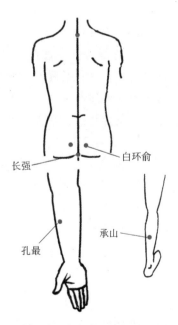

图 78　治疗痔疮取穴

【辨证要点】

1. 实热型　大便时时疼痛出血，或肛门灼热，肿物高突，坐卧不宁；伴有口渴喜饮，大便秘结，小便短赤；舌红，苔腻，脉弦数。

2. 湿热瘀滞型　肛门红肿坠胀，旁生肿块，灼热疼痛，腹胀纳呆，大便秘结，小便黄赤；舌红，苔腻，脉滑数。

3. 虚寒型 便时内痔核脱出，出血色晦暗；伴有面色青白，食少腹胀，四肢凉，大便溏，小便清长，舌淡苔薄，脉沉迟。

4. 气虚下陷型 便血日久，痔脱难收，肛门下坠；伴有面色少华，少气懒言，食少便溏；舌淡，苔白，脉细弱。

【治疗原则】

1. 清热止血，润燥通便。

2. 清热利湿，活血化瘀。

3. 温中健脾，固脱止血。

4. 补中益气，升阳举陷。

【治疗方法】埋线法。

1. 取穴 白环俞、长强、承山、孔最。

2. 方法

（1）用常规法将以上腧穴消毒。

（2）选用 8 号美容埋线针，取 0 号羊肠线 1~1.5cm，将其从针顶部插入，术者用直刺法，刺入腧穴后，使之得气，边退针边将羊肠线埋入腧穴皮下。

（3）针孔用创可贴贴敷。

（4）每 15 天治疗 1 次，4 次为 1 个疗程。

3. 方解 白环俞为足太阳膀胱经腧穴，位于肛旁，可通经络，活气血，化瘀血；长强为督脉腧穴，邻近肛门，可疏导肛门瘀滞气血；承山亦为足太阳经腧穴，足太阳经别入肛门，故承山可清肛肠湿热，凉血止血，消肿止痛；孔最为手太阴肺经腧穴，可行气止痛。

【注意事项】

1. 养成定时排便的习惯，保持大便通畅。

2. 大便时间不可过长。

3. 平时多吃蔬菜水果，少食辛辣食物及烟酒。

4. 经常坐办公室者，应适当活动。

第二十五节 便 秘

便秘是指大便干燥秘结，排便周期超过 2 天以上，或便燥难解，虽有便意，但排出困难者。相当于西医中的功能性便秘。中医则称之为

"大便难"、"大便不利"、"不更衣"、"不大便"等（图79）。

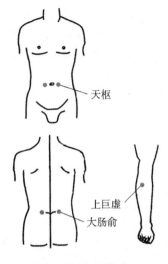

【辨证要点】

1. **热秘** 大便干结，胁腹胀满，面红心烦，口臭、口渴，喜冷饮，小便短赤，舌红、苔黄，脉滑数。

2. **气秘** 大便干硬，腹胀、腹硬或疼痛，嗳气频作，食少纳减，矢后则舒，苔薄腻，脉弦。

3. **冷秘** 大便秘结，腹中冷痛，喜暖畏寒，手足不温，舌淡，苔白润，脉沉迟。

4. **虚秘** 虽有便意，但大便却难以排出；或数日未解大便，但无所苦；伴有面色少华、头晕、心悸、神疲乏力、舌淡、苔薄、脉细弱。

图79 治疗便秘取穴

【治疗原则】

1. 清泻腑热，润肠通便。

2. 疏调气机，宽肠通便。

3. 通阳散寒，助肠通便。

4. 补气养血，濡润肠道。

【治疗方法】埋线法。

1. **取穴** 上巨虚、大肠俞、天枢。

2. **方法**

（1）用常规法将以上腧穴消毒。

（2）选用8号美容埋线针，取0号羊肠线1~1.5cm，将其从针尖部插入，采用直刺法，刺入腧穴后，使之得气，边退针，边将羊肠线埋入腧穴皮下。

（3）针孔用创可贴贴敷。

（4）每15天治疗1次，4次为1个疗程。

3. **方解** 天枢、上巨虚皆为足阳明胃经腧穴，天枢又为大肠之募穴，上巨虚又为下合穴；大肠俞为足太阳膀胱腧穴，又为大肠之背俞穴，其和天枢为俞募配穴，二穴和上巨墟"合治内腑"，三穴通调大肠腑气以助通便。

【注意事项】

1. 养成定时大便的习惯。
2. 平时多食新鲜蔬菜和水果,少食辛辣食物及烟酒。
3. 适当参加体育煅炼。

第二十六节　脱　　肛

脱肛,西医称之为"直肠脱垂"。是指直肠黏膜部分或直肠全层脱出于肛门之外。常见于体弱的小儿、经产女性或体虚老人(图80)。

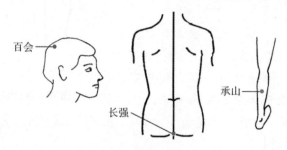

图80　治疗脱肛取穴

【辨证要点】

1. 湿热内蕴　肛门脱出,红肿疼痛,不时瘙痒,大便时肛门灼热;伴面唇红赤,口渴便秘,舌红、苔黄腻,脉弦数。

2. 脾虚下陷　肛门遇劳或大便时易脱出;伴有面唇淡白,神疲乏力,气短纳呆,肛门时有坠胀感;舌淡、苔少,脉沉细。

3. 肾气不足　肛门脱出,坠胀;伴有腰膝酸软,头晕耳鸣,手足发冷,小便清长;舌淡、苔白、脉沉细。

【治疗原则】

1. 清热利湿,提肛止痛。

2. 补中益气,升举固脱。

3. 培元固本,升阳举陷。

【治疗方法】艾灸、埋线法。

1. 取穴

艾灸:百会、长强。

埋线:承山。

2. 方法

(1)用常规法将以上腧穴消毒。

（2）先用艾条对百会、长强二穴施灸，每穴灸 15～20 分钟。

（3）选用 8 号美容埋线针，取 0 号羊肠线 1～1.5cm，将其从针尖插入，刺入腧穴，得气后，将羊肠线埋入俞穴皮下。

（4）针孔用创可贴贴敷。

（5）施灸可每日 1 次，7 天为 1 个疗程；埋线每 10 天施治 1 次。

3. 方解　长强、百穴皆为督脉之腧穴，百会位于巅顶，为督脉与太阳经交会穴，可使阳气旺盛，升阳举陷；长强又位于肛门附近，可增强肛门约束力；承山为足太阳经腧穴，其经别入肛门，故其可清湿热而固脱。

【注意事项】

1. 保持肛门清洁，便后宜清洗。

2. 大便时间不宜过长。

3. 经常作提肛练习。

4. 饮食宜清淡，不宜多食辛辣食物和烟酒。

第二十七节　性 冷 淡

性冷淡是西医病名，是指一部分青壮年女性由于工作繁忙、精神紧张、压力过大、身心疲惫；或因生活规律失序，打电脑、蹦迪通宵达旦；或因忧郁内向、心境不畅、情绪困扰而导致性冷淡（图81）。

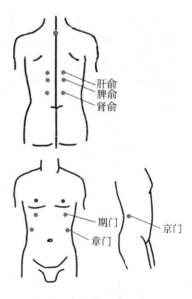

图81　治疗性冷淡取穴

【辨证要点】

1. 脾肾阳虚　性欲冷淡，甚至厌恶；伴畏寒怕冷、腰酸耳鸣、阴道干涩、月经量少、质淡、脉沉细。

2. 气血不足　性欲淡漠，无性要求；伴嗜卧懒言、面色萎黄少华、食欲不振、体乏无力、唇淡爪白、舌淡而胖、脉细软。

3. 肝郁气滞　性欲冷淡、反感、情绪抑郁、乳房肿胀、经行不畅、血块较多、血色发暗、少腹胀痛；舌淡暗，脉弦细。

【治疗原则】

1. 健脾温肾、补益命门。

2. 益气养血、调补冲任。

3. 疏肝解郁、理气健脾。

【治疗方法】埋线法。

1. 取穴 肝俞，脾俞，肾俞，期门，章门，京门。

2. 方法

（1）将上述腧穴分为两组，左侧背俞穴配右侧募穴为一组，右侧背俞穴配左侧募穴为一组，两组交替。

（2）用常规法将选取一组腧穴消毒。

（3）选用8号美容埋线针，取1号羊肠线1cm，将其从针尖部位插入；采用斜刺法在腧穴旁开0.5～1cm处刺入，得气后，将羊肠线埋入腧穴下。

（4）出针后，在针孔处用创可贴贴敷。

（5）每15天治疗1次，4次1个疗程。

3. 方解 此法采用的是俞募配穴，肝俞、脾俞、肾俞皆为足太阳膀胱经俞穴，又分别为肝、脾、肾之背俞穴；期门为肝之募穴。章门为脾之募穴，京门为肾之募穴。肝主疏泄、藏血，可调畅气机与月经；脾、肾为先后二天，肝、脾、肾之俞募配穴可养肾养血，活血疏肝、激活脑内多巴系统，调整脑-垂体-卵巢的自身功能，使其功能恢复，消除性冷淡。

【注意事项】

1. 调整心态，消除精神因素。

2. 劳逸结合，合理安排时间，避免过度疲劳。

3. 加强自身修养，开阔心胸。

4. 合理安排膳食。

第二十八节　驾驶疲劳症

当前驾车一族越来越多，而驾车者由于身体长久姿态不变，思想又高度集中，眼睛盯住前方，而产生精神疲劳，视力疲劳，更加速身体的疲劳。致使驾车者出现头晕眼花，腰背酸痛，甚至驾车时出现打瞌睡的危险情况（图82）。

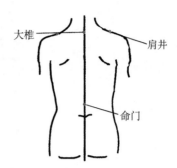

【辨证要点】

1. 肝肾精亏 眼干涩、眼花，记忆减退，腰背酸楚不舒，小腿抽筋，皮肤干燥，舌红，苔光，脉沉细。

2. 脾气虚弱 身体虚弱，体乏无力，四肢酸懒，肌肉酸痛，休息后仍不得缓解，少气懒言；舌淡，苔白，脉细弱。

图82　治疗驾驶疲劳症取穴

3. 肝失疏泄 心胸憋闷，烦闷易怒，头晕目眩，精神抑郁或焦虑，情绪不稳定，注意力不集中；舌红，苔薄白，脉弦。

【治疗原则】

1. 补益肝肾，消除疲劳。

2. 健脾益气，健体醒神。

3. 疏肝理气，平和阴阳。

【治疗方法】 埋线法。

1. 取穴 大椎、命门、肩井。

2. 方法

（1）用常规法将以上腧穴消毒。

（2）选用8号美容埋线针，取0号羊肠线1~1.5cm，将其从针尖插入；督脉俞穴用斜刺法，其余用直刺法或平刺法，得气后，将羊肠线埋入腧穴皮下。

（3）针孔用创可贴贴敷。

（4）每15~20天治疗1次。

3. 方解 大椎和命门皆为督脉之腧穴，督脉为阳脉之海，故其可鼓舞人体一身之阳气，加快周身气血运行，而清除阴霾；肩井为足少阳胆经之腧穴，又为手、足少阳经与阳维脉交会穴，可以疏肝利胆，调畅气机，加速人体生理代谢产物排出，还可缓解或消除颈肩部位的疲劳。

【注意事项】

1. 注意劳逸结合，长途驾车应适当休息。

2. 保障睡眠，不可疲劳驾车。

3. 适当参加体育锻炼和文娱活动。

4. 合理饮食，提高机体免疫力。